**ABDI ASSADI**

# HANDBUCH DER SELBSTFÜRSORGE

*FÜR MENSCHEN IN HEILBERUFEN*

Aus dem Amerikanischen von Götz Bühler

THESEUS VERLAG

Die amerikanische Originalausgabe The Healer's Handbook
ist erschienen bei Abdi Assadi Inc.
Mit freundlicher Genehmigung von Soulkitchen GmbH.

ISBN Printausgabe: 978-3-95883-539-9
ISBN E-Book: 978-3-95883-540-5

Übersetzung: Götz Bühler, Hamburg
Projektleitung und Lektorat: Susanne Klein, Hamburg, kleinebrise.net
Layout/Satz: Jeanette Frieberg, Buchgestaltung | Mediendesign, Leipzig
Umschlaggestaltung: Soulkitchen GmbH, Hamburg
Umschlagfoto: © Katrin Donig
Druck & Verarbeitung: Druckhaus Köthen GmbH & Co. KG, Köthen

www.kamphausen.media
1. Auflage 2021

Bibliografische Information der Deutschen Nationalbibliothek:
Die Deutsche Nationalbibliothek verzeichnet diese Publikation in der Deutschen Nationalbibliografie; detaillierte bibliografische Daten sind im Internet über http://dnb.de abrufbar.

*Für diejenigen, die berufen sind,
anderen durch Heilung
auf dem Weg zur Selbst-Erinnerung
zu assistieren.*

# INHALT

# Prolog

*Wohin ein Teil von dir geht,*
*Wird auch der Rest von dir folgen – mit der Zeit.*
*Du nennst dich Lehrer:*
*Also lerne.*

Rābi'a al-'Adawiyya

Als kleiner Junge in Nigeria in den 1960er-Jahren schnüffelte ich in der Aktentasche meines Vaters herum und stieß auf ein paar Fotos. Mein Vater, der für die UNICEF arbeitete, hatte sie während einer Dienstreise aufgenommen, um die Verwüstung nach dem Biafra-Krieg festzuhalten. Sie zeigten kleine Kinder, die an Unterernährung litten. Einige von ihnen waren kurz vor dem Verhungern. Für meinen jungen Verstand war es nicht zu begreifen, dass wir Menschen so viel Brutalität mit so viel Gleichgültigkeit begegnen und sogar zulassen konnten. Schon damals wusste ich, dass ich das Leiden anderer lindern wollte, obwohl es noch fünfzehn Jahre dauern sollte, bis ich mit der eigentlichen Praxisarbeit begann – die Welt hatte mich damals schon mental auf diese Aufgabe vorbereitet.

Direkt nach dem College lebte ich in New York City und wurde geradezu in die Welt des Heilens hineingeworfen. Ich hatte mein Pre-Med-Programm, eine Vorbereitung auf das Medizinstudium in den USA, beendet und ein Praktikum als Akupunkteur in der South Bronx begonnen. Ich behandelte Drogenabhängige, als die AIDS-Epidemie zu wüten begann. Dies führte mich zur Palliativpflege und dem damit einhergehenden Gefühl der Hilflosigkeit. Um den ständigen Seelenschmerz bei der Arbeit mit jungen Männern, die an AIDS sterben, auszugleichen, begann ich, Frauen bei Geburten mit Akupunktur und Atemarbeit zu unterstützen.

Ich habe verschiedene Heilmethoden buchstäblich inhaliert. Zusätzlich zu meiner Begeisterung für Kampfkünste, die ich schon als Teenager erlernte, beschäftigte ich mich mit Qigong sowie inneren chinesischen Kampf- und Meditationskünsten. Außerdem machte ich weiterführende Ausbildungen in Shiatsu, Reflexzonenmassage, Massage, Biofeedback und Akupunktur.

Nach mehreren Jahren des Studiums und der Praxisarbeit stellte ich fest, dass ich Defizite im Bereich der klinischen Psychologie hatte. Um dem Abhilfe zu schaffen, studierte ich Neo-Reichianische Körperarbeit und die Analytische Psychologie nach C. G. Jung. In den folgenden zwanzig Jahren habe ich diese beiden Systeme sowohl bei mir selbst als auch bei meinen Patient*innen zur Anwendung gebracht.

Die Verankerung in somatischen und psychologischen Therapien war ein Anfang, aber die spirituelle Kom-

ponente der Heilung, auf die ich immer wieder stieß, insbesondere bei der Palliativpflege am Lebensende, offenbarte eine weitere Lücke in meinem klinischen Werkzeugkasten. Gleichzeitig brauchte mein eigenes psychisches Erwachen ein Gefäß, in dem ich arbeiten konnte. Also begann ich die Heilungswelt des indianischen und südamerikanischen Schamanismus zu erkunden. Ich verbrachte Jahre während meinen Zwanzigern und Dreißigern in schamanischen Kreisen und praktizierte mit zwei Lehrern, die sehr erfahren darin waren, ihre Intuition zu nutzen; damals nannte man sie Hellseher.

Vieles von dem, was ich weiß, lernte ich als Lehrling. Eine Ausbildung zu machen war ein Modell, das mir gefiel, und ich hatte das Glück, bei einigen beeindruckenden Praktikern in die Lehre zu gehen, darunter Energieheiler, Akupunkteure, Biofeedback-Therapeuten, intuitive Heiler, Schamanen, Psychotherapeuten und Psychologen.

Um mein eigenes Verständnis zu vertiefen, wurde ich von meinen Lehrern ermutigt zu unterrichten. Das habe ich getan und habe mittlerweile jahrzehntelange Erfahrung im Unterrichten von Akupunktur, Kampfkunst und Meditation sowie in der Leitung von Workshops und Gruppenmeditationen.

Die Idee, dieses Buch zu schreiben, entstand aus der Beobachtung, dass viele meiner Patient*innen sich selbst zur Arbeit in einem Heilberuf berufen fühlten – alle unterschiedlichen Alters und mit unterschiedlichem

Background. Einige ließen alles stehen und liegen und tauchten vollends in die Heilpraxis ein, andere begannen mit einem Abend hier und einem Wochenende dort.

Solche Ausbildungen sind heutzutage viel organisierter und durchdachter. Dem praktischen Anteil wird dabei viel mehr Aufmerksamkeit geschenkt. Aber unabhängig von der Art und Weise gibt es, soweit ich sehen kann, immer noch Schwachpunkte bei dem, was in solchen Einrichtungen stattfinden kann.

Wir leben in einer unbewussten Kultur; kein Wunder, dass unsere Einstellung zu verschiedenen Heilungspfaden auch Aspekte dieses Mangels an Bewusstheit widerspiegelt. Ich habe Fehler gemacht, weil meine Lehrer in dieser Beziehung kein spezifisches Wissen hatten, um es an mich weiterzugeben, und oft kam mir auch mein eigenes unbewusstes und ungelöstes emotionales und psychologisches Material in die Quere.

Ich habe viel Zeit damit verbracht herauszufinden, was ich aus meinen 35 Jahren Erfahrung in der Praxis teilen kann und soll. Dieses Buch ist ein Versuch, einen konzentrierten Blick darauf zu werfen, wie Selbstprüfung und Reflexion für Menschen in Heilberufen nützlich sein können.

Es ist eine große Verantwortung, dazu berufen zu sein, sich um die Bedürfnisse eines anderen Menschen zu kümmern. Um ein Kanal zu werden, der klar genug ist, um für andere von Nutzen zu sein, muss man sich selbst im Spiegel anschauen. Unabhängig von der Methode ist die Selbstprüfung von entscheidender Be-

deutung für den Prozess, wenn man sich in und auf den Heilungsbereich einlässt. Ich lade Sie ein, genau das zu tun, wie ich einst von denen eingeladen wurde, die vor mir kamen.

## Warum ich das Wort »Patient*in« benutze

Jahrzehntelang hatte ich Probleme damit, einen genauen Begriff zu finden, um jemanden zu beschreiben, der zu mir kommt, um geheilt zu werden. Das Wort »Patient*in« erschien mir immer sehr medizinisch. »Patient*in« kann nach jemandem klingen, der oder die passiv einer Gesundheitsdienstleistung ausgeliefert ist. Das Wort legt nahe, dass diese Menschen keinen Anteil an ihrer Genesung oder etwas für ihre eigene Heilung zu bieten hätten. Vielmehr folgen sie nur Befehlen und lassen Behandlungen über sich ergehen.

Viele Menschen in Heilberufen, die im traditionellen Sinne nicht rein medizinisch arbeiten, wie Psychotherapeut*innen oder Akupunkteur*innen, verwenden das Wort »Klient*in«. Obwohl ich den Begriff selbst viele Jahre lang verwendet habe, lässt der geschäftlicheWorthintergrund, auch wenn er wahr ist, die Zwischentöne und Intimität der damit verbundenen Arbeit vermissen. Klient bin ich bei meiner Bank. Die Person, die meine Aufmerksamkeit in einer Heilungssitzung bekommt, ist mehr als ein Konsument oder eine Kundin dessen, was ich anbiete.

Als es mir nicht gelang, einen geeigneten Begriff zu finden, schlug ich die Wurzeln des Wortes »Patient*in« nach. Es stammt aus dem lateinischen Wort »pati« (leiden) bzw. »patientem« (jemand, der leidet). Damit hatte die Suche nach dem geeigneten Begriff ein Ende. Vor dem Hintergrund dieser Definition verwende ich seitdem ganz bewusst das Wort »Patient*in«. Denn in Wahrheit sind wir alle Patient*innen, da wir alle leiden.

## 1. Sie möchten also in einem Heilberuf arbeiten?

Ich hatte ein so enormes Verlangen, im Bereich des Heilens tätig zu sein, dass ich es nie wirklich infrage stellte, bis ich schon viele Jahre in die Welt der Heilung eingetaucht war. In unserer Kultur wird dies als eine noble Beschäftigung angesehen, und man wird dafür anerkannt, dass man sich in ihren Dienst stellt. Auch ist es eine sehr intime und erfüllende Tätigkeit. Ein Traumjob – man wird dafür bezahlt, dass man sich um andere sorgt und ihnen liebevoll begegnet. Aber es gibt auch eine Schattenseite: ungeprüfte, unbewusste Motive, die im besten Fall eine unwirksame und im schlimmsten eine höllische Erfahrung für alle Beteiligten lostreten können.

Nach vielen Jahren als Heilpraktiker, als einer, der selbst von Heilpraktiker*innen versorgt wird und der auch Menschen in Heilberufen unterrichtet, bin ich zu einem unumstößlichen Schluss gekommen: Menschen ergreifen den Heilberuf aufgrund ihrer eigenen Verwundung aus der Vergangenheit. Und das muss nicht unbedingt etwas Schlechtes sein, solange man es im Auge behält. Unbewusst begeben wir uns auf dieses Feld, um unsere eigenen verwundeten Aspekte zu heilen. Was

die wirklich profunden Praktizierenden von anderen unterscheidet, sind nicht angeborene Gaben, Techniken oder Charisma, sondern das Erkennen ihrer eigenen Verwundung und deren Rolle bei ihrer heilerischen Tätigkeit. Die effektivsten Heilpraktiker*innen sind die verwundeten Heilpraktiker*innen, die sich täglich ihrer eigenen Verwundung bewusst sind, sie anerkennen und sich mit ihr auseinandersetzen. Lassen Sie uns also einen Schritt zurücktreten und die Motive untersuchen, die hier im Spiel sind.

Der von C.G. Jung geprägte Mythos des »verwundeten Heilers« steht im Mittelpunkt des Wunsches, heilend tätig zu sein. Jung verband den Archetyp des »verwundeten Heilers« mit der antiken griechischen Mythologie. Es gibt da den Mythos von Chiron, dem Zentauren, Heiler, Propheten und Lehrer. Wenn Sie diese Geschichte nicht kennen, nehmen Sie sich bitte einen Moment Zeit, um sich mit ihr vertraut zu machen. Sie enthält tiefe Erkenntnisse für all diejenigen von uns, die wir in einem Heilberuf arbeiten.

### Die Kurzversion:

Chiron wurde bei einem sexuellen Übergriff auf seine Mutter gezeugt und daher bei der Geburt von beiden Elternteilen abgelehnt. Dies war seine erste Wunde, um die sich sein Adoptivvater Apoll, Gott der Sonne, des Lichts, der Poesie, der Musik, der Prophezeiung und der Heilung, kümmerte. Chirons zweite Wunde

entstand durch einen Pfeil, der ihm versehentlich vom Bogen seines Freundes Herakles ins Knie geschossen wurde. Dieser Pfeil war mit dem Gift der monströsen Hydra vergiftet, weshalb die Wunde niemals heilen sollte. Als Unsterblicher verbrachte Chiron den Rest seines Lebens unter qualvollen Schmerzen und wurde aufgrund seiner Verwundung zu einem mächtigen Heiler.

Wie die meisten unbewussten Dinge – im Alltag übersehen und nicht weiter untersucht – können sich nicht untersuchte Verwundungen ganz unterschiedlich auf die Praxisarbeit auswirken. Im Allgemeinen können Menschen, die in Heilberufen arbeiten, ihr eigenes unbewusstes Material auf die Patient*innen projizieren und versuchen, sich selbst zu heilen, indem sie sich auf ungesunde und co-abhängige Weise um ihre Patient*innen kümmern. Ein anderer Weg, wie sie sich vor ihrer eigenen inneren Verwundung schützen können, ist ein aufgeplustertes Ego; der daraus resultierende Narzissmus entzieht sowohl den Patient*innen als auch dem Behandlungsraum jegliche Luft. Die einzige Möglichkeit, diese Fallstricke zu vermeiden, ist die Selbstprüfung, die wir im nächsten Kapitel erörtern werden.

Die Quintessenz hier ist: Unsere eigene nicht hinterfragte Verwundung wird unsere Heilungsarbeit unweigerlich zerstören. Eine unbewusste Wunde wird uns immer in die Quere kommen, wenn sie nicht anerkannt und untersucht wird und wir mit ihr in einen Dialog tre-

ten. Daher ist es wichtig, unseren verwundeten Aspekt im Auge zu behalten, der die Zügel an sich reißen möchte, anstatt den Raum für die Person in unserer Obhut zu halten. Nur so können wir vermeiden, unsere Patient*innen als Balsam für unsere eigenen Schmerzen zu benutzen. Heilungsarbeit kann erfüllend sein, aber sie darf keine Quelle dafür sein, unsere eigene Leere zu füllen.

Es kann hilfreich sein, unsere Heilungsarbeit mit diesem Bewusstsein zu beginnen, fortzusetzen und zu beenden:

> Wir haben einige Defizite – wie alle anderen auch. Wir behalten unsere Verwundung immer im Auge, während wir uns um die Person kümmern, die wir betreuen. Auf diese Weise lenken wir das Bewusstsein dahin, wo es vorher keines gab: nämlich auf die Verwundung, die uns aufgefordert hat, auf die Bedürfnisse eines anderen zu antworten. Wir tun dies mit einem Bewusstsein dessen, was im Behandlungsraum unser eigenes Päckchen ist und was das unbewusste Material des Patienten oder der Patientin ist. Wir dürfen nicht in Versuchung geraten, mit unserer Arbeit eine innere Leere zu füllen. Wir bleiben uns bewusst, wenn wir den Märtyrer oder die Retterin spielen – Komplexe, die direkt mit unserer eigenen Verwundung zusammenhängen. Wir arbeiten nicht daran, uns selbst zu reparieren, indem wir uns um einen anderen kümmern. Durch dieses stän-

dige Bewusstsein halten wir den Raum für unser eigenes inneres Material sowie für unser Gegenüber.

Nach buddhistischer Auffassung ist unsere eigene Erleuchtung eng mit der unserer Patient*innen verstrickt. Wir stehen nicht über ihnen, sind nicht besser oder vollkommener als sie. Wir sind in Beziehung mit ihnen und im gleichen Topf wie sie. In Situationen, in denen wir uns über jemand anderen stellen, verwechseln wir die Tatsache, ein Gefäß zu sein, mit der überbewussten Energie, die durch uns hindurchfließt. Diese allumfassende Energie ist letztendlich die einzige Kraft, die heilt.

## 2. Heiler, heile dich selbst

Was soll das bedeuten: Heiler, heile dich selbst? Es bedeutet ganz einfach, eine ehrliche Bestandsaufnahme zu machen und zu untersuchen, wie und warum man zu diesem heilenden Beruf gekommen ist. Welche Verwundung hat uns dazu berufen, Tag für Tag mit den Leiden und Schmerzen anderer zu verbringen? Einmal abgesehen von unserer bewussten, noblen Absicht: Welches unbewusste Material tief in unserer eigenen Psyche wird auf unsere Patient*innen projiziert, anstatt innerlich geheilt zu werden?

Im Gegensatz zu vielen anderen Berufen ist echte Heilarbeit direkt mit der Beziehung zu unserem eigenen Innenleben verbunden und davon beeinflusst. Wir können sie nicht unbeteiligt und nebenbei erledigen. Unser vernachlässigtes bis unbewusstes Material wird durch unsere Handlungen hindurchschreien, ohne dass wir uns dessen bewusst sind. Wenn wir uns darum kümmern und es uns bewusst machen, kann uns das ermöglichen, Raum für unsere eigene Heilung zu schaffen und gleichzeitig die Heilung unserer Patient*innen zu unterstützen. Es geht nicht darum, perfekt oder vollständig geheilt zu sein (als ob das möglich wäre), bevor wir in

das Berufsleben als Heiler und Heilerinnen eintauchen, sondern es geht darum, um unsere Verwundung und die daraus resultierenden blinden Flecken zu wissen.

Wir leben in einer Kultur, die süchtig ist nach dem Mythos der Perfektion und gleichzeitig keinen Zugang zu einem Dialog mit dem Unbewussten hat. In einer so unwirtlichen Umgebung für unser Innerstes gibt es keinen Raum für bestimmte Aspekte unserer Menschlichkeit: jene unvollkommenen Teile unserer selbst, die wir so gut vor allen anderen verstecken. Das führt zu Schamgefühlen im Zusammenhang mit unseren Verwundungen und Mängeln. Verdrängung ist das einzig mögliche Resultat einer solchen Einstellung. Dies ändert sich nur, wenn wir gezwungen sind, mit unserem verdrängten Material ins Reine zu kommen. Normalerweise gibt es einen langen Prozess, während dem man sich hinter Masken und Projektionen versteckt, bevor man versucht, sich mit dem zu befassen, was verdrängt wurde.

Die Ironie der Sache ist, dass man nicht trotz dieser Verwundungen, sondern ihretwegen zu einem/r fähigen Heilpraktiker*in wird. Das ist die Weisheit, die uns der Mythos von Chiron offenbart. Durch die bewusste Untersuchung und das Erkennen unserer Wunden können wir anderen auf ihrem Heilungsweg eine Hilfe sein. Ohne diese Selbstprüfung versuchen wir lediglich, uns selbst zu heilen, indem wir andere reparieren – wir versuchen, unsere inneren Lücken mithilfe unserer Arbeit zu füllen. Wir können Patient*innen nur dorthin bringen, wo wir selbst waren, wo wir etwas an uns untersucht und in

uns geheilt haben. Alles andere wird nicht funktionieren, unabhängig davon, wie es von außen erscheinen mag.

Lassen Sie uns nun einige häufig vorkommende unbewusste Muster und Konsequenzen von inneren Verwundungen bei Interaktionen in der Praxis untersuchen. Ich selbst habe diese Wunden jahrzehntelang tief in meiner Psyche getragen, und meine Heilungsarbeit wurde tatsächlich dadurch eingeschränkt, bis ich mich um sie kümmern konnte.

Eine häufig vorkommende Verletzung ist im Allgemeinen mangelndes Selbstwertgefühl. Bei der Heilungsarbeit kann es schlimme Folgen haben, da es im Grunde genommen keinen Raum für den Patienten oder die Patientin lässt. Diese Verwundung tritt als Reaktion auf entweder so wahrgenommene oder reale Probleme mit mangelnder Fürsorge in der frühen Kindheit auf. Als Kind kann man lernen, dass Selbstwert eng mit dem eigenen emotionalen Zickzackkurs und dem Bedürfnis verbunden ist, es anderen recht zu machen. Wer unter dieser Verwundung leidet, fühlt sich nicht wert genug, überhaupt nur zu existieren. Er oder sie hat das Bedürfnis, für andere eine Show aufzuführen und ihnen zu gefallen, um sich damit sozusagen die eigene Existenz auf diesem Planeten zu verdienen. Diese Verwundung ist eine gute Voraussetzung dafür, einen Heilberuf zu ergreifen – gibt es überhaupt einen besseren Weg, seine Existenz zu rechtfertigen, als sich den Mantel des Heilers oder der Heilerin überzuwerfen? Chirons eigenes verletztes Knie ist hier wieder in voller Aktion.

Mein eigener Mangel an Selbstwert stellte im ersten Jahrzehnt meiner Arbeit als Heiler ein großes Problem dar. Es zog eine Vielzahl an Problemen nach sich – von Krankheiten über eine gescheiterte Beziehung bis hin zu unzureichenden Grenzen im Verhältnis zu Patient*innen –, was wiederum zu einer enormen inneren Wut führte. Das Schlimmste an diesem ganzen Debakel war jedoch meine mangelnde Aufrichtigkeit mir selbst gegenüber. Ja, es war unbewusst, aber wie wir noch sehen werden, ist es trotzdem und gerade deshalb nicht in Ordnung, und alle, die mit dieser Energie zu tun haben, leiden darunter.

Mein Gefühl, nichts wert zu sein, kam daher, dass ich ein Kind zweier tief verwundeter junger Eltern war, denen es nicht möglich gewesen war, mir ein sicheres und nährendes Umfeld zu schaffen. Schon in jungen Jahren lernte ich, mich bestätigt zu fühlen, indem ich mich um die emotionalen Ansprüche meiner Eltern kümmerte. Es gab keinen Raum für meine eigenen Bedürfnisse, also fokussierte ich mich auf mein Umfeld und schob mein eigenes Innenleben beiseite. Ich übernahm Verantwortung, die nicht im Ansatz altersgemäß war. Je mehr ich das tat, umso mehr wurde es unbewusst von mir erwartet. Ich lernte, in einer emotionalen Wüste zu leben und dabei so zu tun, als ob es sich dabei um eine fruchtbare grüne Landschaft handelte. Mein Innerstes war allerdings durchdrungen von einer intensiven Wut und lähmender Angst, die ich zu unterdrücken gelernt hatte.

Ein weiterer großer Teil meiner Verwundung war darauf zurückzuführen, dass ich unter Menschen lebte, die materiell weit weniger gut gestellt waren. Mein Vater war Beamter, und wir waren alles andere als reich; wer für UNICEF arbeitet, kann keine Reichtümer anhäufen. Außerdem bringt der Beruf einen per Definition in Länder, die diese Dienste dringend benötigen. Das Leben in kriegsgebeutelten oder sozial und ökologisch zerrütteten Ländern in Afrika und Asien gehört zum Berufsbild. Dieses tägliche Leid mitzubekommen führte zu tiefen Schamgefühlen. Wer war ich, dass ich ein Dach über dem Kopf, Kleidung am Körper und Essen auf dem Tisch verdiente? Warum hatte ich im Vergleich zu den Kindern um mich herum so enormes Glück? All das vertiefte das mangelnde Selbstwertgefühl, das ich bereits aus meinem Familienleben kannte.

Diese Erfahrungen schärften meine Sinne. Ich konnte die Bedürfnisse anderer buchstäblich spüren. Ich hörte auf die Nuancen in jemandes Stimme oder beobachtete ihre oder seine Körpersprache und wägte so ab, was innerlich mit ihnen los war. Ich habe gelernt, ein guter Zuhörer zu sein, um so meinen emotional unreifen Eltern besser helfen zu können, ihre Probleme zu bewältigen. Ich erinnere mich, wie ich als Fünfjähriger aufmerksam zugehört und Ratschläge gegeben habe. Mit meinen kleinen Händen massierte ich den Stress aus ihren Körpern. Ich habe gelernt, zu verschwinden und den Raum für sie zu halten, indem ich voll präsent und im Moment war.

Eine schmerzhafte Kindheit, die so oft so viele Zickzackkurse erforderte, damit ich emotional überleben konnte, ist verantwortlich für eine ganze Reihe unschätzbarer Werkzeuge, die ich bis heute in meinem Beruf nutze. Und natürlich hat mich das Beobachten all dieses Leidens in jungen Jahren dazu gebracht, später im Leben etwas dagegen unternehmen zu wollen.

Ich spule ein paar Jahre vor: Ich bin Heilpraktiker, Anfang zwanzig und arbeite in mehreren städtischen Kliniken und Krankenhäusern in New York City. Das Wort »urban« fand sich im Namen von zwei dieser Kliniken – ein politisch korrekter Euphemismus für eine ärmere Klientel an Patient*innen. Sich um Menschen zu kümmern, die durch das soziale Netz unserer Gesellschaft fielen, fühlte sich gut und gerecht an. Es war eine anstrengende, aber erfüllende Arbeit.

Schon früh bemerkte ich, dass ich in meinem täglichen Leben außerhalb der Arbeit umso wütender war, je mehr ich bei der Arbeit gab. Ich hatte eine kurze Lunte, die von Tag zu Tag kürzer wurde, und fühlte mich völlig außer Kontrolle. Ich war stolz auf meine Arbeit, und meine Freunde verstärkten dieses Gefühl. Die Arbeit in gefährlichen Gegenden und in Obdachlosenunterkünften gab mir eine gewisse »Street Credibility«, und außerdem liebte ich die Menschen, die ich behandelte, aufrichtig. Aber ich wusste nicht, welchen Preis ich dafür bezahlte, dass ich nicht verstanden hatte, wie meine alte Verwundung mich lenkte. Ich konnte meine Wut nur erahnen, ebenso wie die ihr zugrunde liegende Angst

und Depression – all das unterdrückte ich natürlich. Ich war mir bewusst, wie gut ich mich bei der Arbeit fühlte und wie ich kurz nach Verlassen der Klinik vor Wut kochen konnte. Ich hatte keine Ahnung, dass die Behandlung von vierzig Menschen pro Tag meine Psyche so stark beeinträchtigen würde.

Es lag allerdings nicht nur an der erstaunlichen Anzahl an Menschen, die ich behandelte. Es war auch die löchrige Beschaffenheit meiner Grenzen (oder deren gänzliches Fehlen) im Umgang mit Patient*innen, die so schädlich war. Rückblickend ist es ganz offensichtlich, dass es sich um eine Wiederholung meiner frühkindlichen Verwundung handelte, nur in einem viel größeren Maßstab. Ich war nicht da, um Menschen zu heilen; ich war da, um sie zu retten. Aus meiner unbewussten Verzweiflung steckte ich alles, was ich hatte, in meine Arbeit, und die Menschen nehmen, was man ihnen gibt. So edel und hilfreich es auch von außen ausgesehen haben mag, es war meinerseits tatsächlich eine egoistische Handlung. Es dauerte viele Jahre, bis ich die Ursprünge meiner eigenen tiefen Verwundung verstand und wie sie mein Leben über alle Maßen beeinflusste.

Ein weiteres Problem ist es, unverhältnismäßig nett zu sein – eine Maske, die in der Öffentlichkeit viel Anerkennung hervorruft und dennoch schädliche Auswirkungen auf alle Beteiligten hat. Diese verwundete Reaktion beruht darauf, dass man sich in jungen Jahren nicht geliebt fühlte, und auf dem Bedürfnis, als Erwachsener um jeden Preis geliebt zu werden. Es kommt der Per-

son, die diese Rolle spielt, nicht in den Sinn, dass diese Verwundung jegliche Interaktion mit den Patient*innen vergiftet und verwirrend macht. In einer professionellen Umgebung verlieren wir unser mächtigstes Werkzeug, wenn wir nett handeln, anstatt ehrlich zu sein: die Wahrheit. Das hängt mit der Verletzung zusammen, sich wertlos zu fühlen, aber es kann auch ein Eigenleben entwickeln. Dieses Verhalten entsteht an einem Ort, an dem man so tun möchte, als hätte man keine Bedürfnisse und als würden einem äußere Umstände nichts ausmachen; in spirituellen Zusammenhängen ist es ein Monsterschatten. Es ermöglicht Patient*innen, uns hinters Licht zu führen und sich selbst weiter zu belügen, was zu noch instabileren Grenzen zwischen Behandelndem und Patient*in führen kann.

Im ersten Jahrzehnt meines Berufslebens habe ich mich nett gegeben, anstatt einfach ich selbst zu sein. Ich war übereifrig und zuvorkommend und stellte sicher, dass meine Patient*innen wussten, dass ich mich um sie sorgte. Dies führte wiederum immer wieder zu diesen beiden Problemen: Ich erlaubte meinen Patient*innen, mir auf der Nase herumzutanzen, und ich wurde außerhalb der Praxis immer wütender. Man kann Tag für Tag einen neutralen Raum für jemand anderen halten, aber man ist nicht dazu geschaffen, sich in diesem Kontext auch noch nett zu verhalten. Abgesehen davon, dass wir mit uns selbst unehrlich sind, lässt es keinen Raum, um die Wahrheit zu sagen oder Patient*Innen liebevoll in die Glut ihres unbewussten Materials zu manövrieren.

Eine Art, wie sich dies in meinen Interaktionen in der Praxis auswirkte, war, dass ich das ungesunde Verhalten meiner Patient*innen unter den Teppich kehrte. Wenn sie ständig zu spät kamen, lächelte ich nur und sagte: »Kein Problem«, obwohl es mich innerlich wütend machte. Woche für Woche brachten dieselben Patient*innen meinen Tagesablauf durch ihr Zuspätkommen durcheinander, und ich gab immer wieder nach, wenn sie trotzdem auf die vollständige Behandlungszeit bestanden. Wenn ein Patient zu zahlen vergaß oder mir in Geldangelegenheiten auf die Nerven ging, ließ ich es einfach geschehen. Dabei habe ich nichts und niemandem geholfen, indem ich dieses Verhalten konsequent ermöglichte. Während die Kluft zwischen meiner Maske und meinen Gefühlen immer mehr zunahm, führte das nur zu noch mehr innerer Wut.

Außerdem gab es das Problem, immer auf alles eine Antwort haben zu müssen. Wenn man als kleines Kind gelernt hat, die Kontrolle zu haben, um zu überleben, ist es fast unmöglich zu lernen, dem Prozess zu vertrauen. Man wird immer ereignisorientiert sein. In einem emotionalen Kriegsgebiet gibt es keinen Raum und keine Zeit, um sich zurückzulehnen und zuzusehen, wie sich die Dinge entfalten – es ist viel zu angsteinflößend, um dennoch Vertrauen zu haben und der Barmherzigkeit eine Chance zu geben. Die zugrunde liegende treibende Kraft ist nichts anderes als eine schnelle Antwort, um die Angst vorübergehend zu besänftigen.

Heilkunde ist eher mit Gartenarbeit als mit dem Lösen mathematischer Probleme zu vergleichen. Es ist ein natürlicher Prozess, der Geduld erfordert und die Fähigkeit, sowohl die eigenen Ängste als auch die des Patienten oder der Patientin im Zaum zu halten. Wenn wir von unserer unbewussten Angst gelenkt werden, haben wir keine andere Wahl, als in unseren Sitzungen den Chef zu spielen. Die unangenehmen Eigenschaften des Prozesses werden wir nicht tolerieren können. Stattdessen werden wir Lösungen, Empfehlungen und Behauptungen präsentieren, die die Verwirrung der Patient*innen nur verstärken. Wir werden nicht in der Lage sein, den Raum zu halten, damit Heilung geschehen kann.

Mein unbewusstes Bedürfnis, alle Antworten zu haben, manifestierte sich darin, dass ich in jeder Sitzung viel zu viel auf mich lud. Hatte ein/e Patient*in Schmerzen, musste ich so schnell wie möglich ihre oder seine emotionalen, physischen, spirituellen und ernährungsbedingten Probleme eruieren. Oft überhäufte ich Patient*innen mit so vielen Informationen, dass sie diese geradezu erdrückten. Wenn man wirklich zuhört, sagen einem Patient*innen alles, was man wissen muss. Allerdings kann man dafür gar nicht offen und empfänglich sein, wenn das Unbewusste ständig versucht, die eigene Angst abzubauen, indem es allwissend tut. Es war mir auch noch nicht in den Sinn gekommen, mir ein solides Netzwerk gleichgesinnter und vertrauenswürdiger Heilpraktiker*innen aufzubauen, an die ich Patient*innen

hätte überweisen können. Wie auch, wenn ich der Meinung war, allwissend zu sein?

Ein spezifisches Problem mit diesem Verhalten in der Praxis ist die wachsende Abhängigkeit der Patient*innen von denjenigen, bei denen sie Heilung suchen. Wenn z. B. Aussagen des oder der Behandelnden für Patient*innen zur Wahrheit schlechthin werden, anstatt dass diese ihnen helfen, die Wahrheit in sich selbst zu finden, kann das nur zu einer Abhängigkeit führen. Zusätzlich zu meinem ohnehin vollen Terminkalender erhielt ich täglich zahlreiche Anrufe von Patient*innen, denen ich unbewusst erlaubte, abhängig von mir zu sein.

Natürlich sind Probleme im Berufsalltag nur ein Teil des Lebens. Die andere Seite ist unser Privatleben außerhalb der heiligen Hallen der Heilung. Und hier hatte ich mit den gleichen Dingen zu tun, nur schlimmer. Ich hatte mir unbewusst zu Hause eine ähnliche Situation wie in der Praxis eingerichtet. Ich habe mich um meine Freundin gekümmert, als wäre sie meine Patientin – ich spielte Therapeut, Heilpraktiker und Coach: ein unbewusstes Nachahmen meiner Kindheit. Ich versteckte meine Schmerzen und Bedürfnisse sowie die Gefühle der Wertlosigkeit unter dem Deckmantel, ein edler Retter zu sein. Ich machte mich zu einer unschätzbaren Ressource für die Menschen um mich herum, während ich selbst innerlich allmählich verging.

Unser Unbewusstes stellt die Vergangenheit wieder her, um Verwundungen zu heilen, aber unser Bewusst-

sein ist darin nicht eingeweiht. Es macht die schmerzhafte Reise mit, bis durch Wiederholung – hoffentlich – in irgendeiner Ecke unserer Psyche ein Licht angeht. Von dort aus wird die Verbindung zwischen unserem vergangenen und dem gegenwärtigen Leben konkreter. Nur dann können wir im Hier und Jetzt aufhören, unbewusste Muster zu wiederholen, und können uns darüber bewusst werden, wie wir ticken. Das ist nie und nimmer eine angenehme Erkenntnis, aber zumindest ein Moment des Bewusstseins, der uns auf den Weg zu Heilung und Besonnenheit bringen kann.

Zu diesem Zeitpunkt in meinem Leben verstand ich genug, um mich in Psychotherapie zu begeben, aber es dauerte Jahrzehnte, bis ich ein Gefühl für meine unbewussten Muster entwickelte. Dabei ging und geht es nicht darum, sie vollständig zu heilen oder sie loszuwerden, sondern darum, ein grundlegendes Verständnis dafür zu erlangen, was unter der Oberfläche abgeht – jedenfalls genug, dass ich Schutzmaßnahmen ergreifen konnte, um mich und die in meiner Obhut befindlichen Personen vor meinen unbewussten Verwundungen zu schützen. Und selbst nachdem ich mir meiner Muster bewusst geworden war, dauerte es sehr lange, bis ich gelernt hatte, sie zu verändern. Ich habe damals weder bemerkt noch erkannt, dass wir als Heiler*innen gemeinsam mit dem Patienten oder der Patientin auf der Behandlungsliege sind. Der Mythos vom »verwundeten Heiler« weist auf diese Erkenntnis hin. Das muss ernst genommen werden, denn sonst säen wir mehr Leiden als Heilung.

Nehmen Sie sich vor dem Lesen des nächsten Kapitels etwas Zeit, um über Ihre eigenen Verwundungen nachzudenken:

Was hat Sie zu diesem Weg berufen?

Was versuchen Sie in sich selbst zu heilen, indem sie sich um andere kümmern?

Welche Muster aus Ihrer Kindheit wiederholen Sie, die Sie bei Ihrer Tätigkeit in einem Heilberuf beachten müssen?

Was benötigt Heilung in Ihnen selbst, bevor Sie voll und ganz mit dem Wohl eines anderen betraut werden können?

# 3. Die Magie, den Raum zu halten

Das Wichtigste, was jemand, der auf dem Feld des Heilens tätig ist, lernen kann, ja, wofür er oder sie sogar die Verantwortung trägt, ist, wie man in einer Behandlungssitzung den Raum hält. Dies gilt für alle Heilberufe, also unabhängig davon, ob man Körpertherapeut*in oder Psychiater*in ist, ob man intuitive oder medizinische Techniken oder eine Kombination davon anwendet. In unterschiedlichem Maße müssen wir alle lernen, diese Kunst des Raum-Haltens zu entwickeln. In einer hyper-individualisierten Kultur ist es allerdings schwieriger, als man vielleicht denkt, den Raum für andere zu halten. Brechen wir nun die tatsächliche Bedeutung und den Nutzen dieses »Raum-Haltens« herunter.

Ein wesentlicher Bestandteil des Raum-Haltens besteht darin, von dem Moment an, in dem ein/e Patient*in den Raum betritt, bis er oder sie ihn wieder verlässt, vollständig präsent zu sein. Präsent zu sein bedeutet, dass wir nicht auf unser Inneres fokussiert und in Gedanken sind: Wir denken nicht. Wir legen all unsere persönlichen Angelegenheiten, Urteile und Vorlieben oder Abneigungen beiseite. Wenn wir uns dabei erwischen, dass wir auf welche Weise auch immer aus dem Kontakt

gehen, wozu immer auch gehört, in unseren Gedanken verloren zu sein, holen wir uns zurück in den gegenwärtigen Moment.

Es ist etwas Magisches daran, im Moment präsent zu sein. Alle spirituellen Praktiken kennen es als Eckpfeiler ihrer Lehren – und das aus gutem Grund. Es ist die ehrlichste Erfahrung, die man machen kann, da alles andere entweder in der Vergangenheit oder in der Zukunft liegt. Wir sind alle süchtig danach, das Denken zu nutzen, um damit Angstzustände zu unterdrücken. Es ist eines der ersten Werkzeuge, die uns als kleines Kind zur Verfügung stehen, um unbequeme oder unangenehme Gefühle zu umgehen. Indem wir denken, kapseln wir uns von der Gegenwart ab. Wir lernen, unseren denkenden Verstand als eine Art Fluchtkapsel zu nutzen. Wir alle machen das – ständig und immer wieder. Ganz bestimmt vom ersten Moment des Aufwachsens an, den ganzen Tag über und bis zu den letzten Augenblicken vor dem Einschlafen. Und wir wiederholen das am nächsten Tag und am Tag darauf und übermorgen und so weiter.

Wir leiden unter vielen Folgen dieser ungesunden Angewohnheit, und unser Körper zahlt einen hohen Preis dafür. Zum einen kann der Körper nicht zwischen Gedanken und Wirklichkeit unterscheiden. Daher bringt ständiges Denken unser Nervensystem dazu, sich unaufhörlich im Hyperaufmerksamkeits-Modus zu befinden, was sich wiederum nachteilig auf unser Immunsystem auswirkt. Bei heutzutage sehr verbreiteten Beschwerden

wie etwa Panikattacken, Verdauungsproblemen und Schlaflosigkeit spielt diese hyperaufmerksame Reaktion des Nervensystems eine Rolle. Aber es gibt auch einen weniger offensichtlichen Preis, den wir alle dafür zahlen: Es gelingt uns nicht, das Leben immer wieder neu von Augenblick zu Augenblick zu genießen. Wir sind in unseren Köpfen damit beschäftigt, über die Vergangenheit oder die Zukunft nachzudenken und alte oder imaginäre Erfahrungen immer wieder aufzuwärmen. Es ist das mentale Äquivalent zum Kettenrauchen: eine vollständige Betäubung unserer Gefühle. Entweder denken wir darüber nach, was in der Vergangenheit passiert ist, oder wir projizieren Möglichkeiten dessen, was passieren kann, in die Zukunft. In beiden Fällen sind wir nicht dabei anwesend, was gerade IM MOMENT passiert. Wir sind einfach nie HIER.

Als Spezies haben wir vergessen, wie es ist, einfach präsent zu sein, ohne uns geistig aus dem Moment hinauszumanipulieren. Unser komplettes Eintauchen in tragbare elektronische Geräte und in soziale Medien hat diese ständige Trennung verfestigt. Diese Angewohnheit ist so tief in uns verwurzelt, dass selbst Praktiken wie Meditation (die Praxis, im Moment zu sein) es nicht schaffen können, ihnen zuzusetzen. Nicht selten behandle ich Menschen, die regelmäßig meditieren oder Meditations-Apps benutzen und die dennoch überraschenderweise nicht in der Lage sind, präsent zu bleiben. Es bedarf einer enormen Anstrengung, um daran zu arbeiten, uns im gegenwärtigen Moment zu

verwurzeln, und es ist ein langer und langsamer Prozess.

So schädlich diese Unfähigkeit, präsent zu bleiben, für unser tägliches Leben ist, so katastrophal ist sie im Behandlungsraum. Vollständig präsent zu sein ist die stärkste Medizin in unserem therapeutischen Werkzeugkasten. Gehen wir nun auf die vielfältigen Funktionen des Präsent-Seins ein.

Erstens ermöglicht uns das Im-Moment-Sein, unser eigenes Nervensystem zu entspannen, was wiederum die Patient*innen dazu anregt, sich auf einer unbewussten Ebene zu entspannen. Dies gibt den Patient*innen einen Vorgeschmack darauf, wie es sein kann, sich in einem nicht hyperaktiven Zustand zu befinden, was heutzutage für die meisten Menschen eine Seltenheit ist. Allein diese Erfahrung ist Gold wert. Es hilft den Patient*innen nicht nur, sich sofort zu entspannen, sondern liefert dem Körpergeist auch eine nonverbale Blaupause, auf die er zurückgreifen kann, um sich wieder neu einzustellen. Diese einfache Handlung ist so mächtig, dass sehr empfindsame Patient*innen erstaunt darüber sein können, wie sehr sie bis zu diesem Zeitpunkt nicht im Moment waren. Dieses Bewusstsein und diese Entspannung können für die Patient*innen zunächst unangenehm sein, da diese Seinszustände ihnen möglicherweise fremd sind und zeigen, wie weit sie in ihrem täglichen Leben von ihrem Zentrum entfernt waren.

Ein wichtiger Hinweis: Während ich praktiziere, im Behandlungsraum im Moment zu sein, atme ich ent-

spannt, langsam und tief in meinen Bauch, während ich mir meiner Füße am Boden bewusst bin. Meine eigene physische Erdung verstärkt die Anregung des Unterbewusstseins der Patient*innen. Es ist nicht nur eine mentale, sondern auch eine körperliche Übung. Ich benutze immer meinen Körper und seine kinästhetischen Empfindungen, um mich im gegenwärtigen Moment zu verwurzeln. Ich unterrichte die Patient*innen auch darin, wie sie selbst präsent sein können, damit sie lernen können, sich entsprechend eigenständig zu steuern.

Zweitens erlauben Behandelnde, die im Moment verwurzelt sind, den Patient*innen, eine leere Leinwand zu haben, auf der sie sich selbst sehen können. Wenn die Praktizierenden vollständig anwesend sind, ist da ein aufgeblähtes Ego weniger im Raum aktiv. Die Patient*innen können dann ihre eigenen Neurosen und Krankheiten deutlicher erkennen. Auch wenn dies zunächst unbewusst geschehen mag, können die Patient*innen mit der Zeit lernen, den Informationen zu vertrauen, die ihr Körpergeist versucht, ihnen durch Krankheit und Schmerz zu vermitteln.

Drittens ermöglicht es den Behandelnden, alle möglichen Arten von unschätzbar wertvollen therapeutischen Informationen aufzunehmen, die nicht unbedingt nur durch direkte Befragung verfügbar wären. Wenn wir es ihnen erlauben, erzählen uns die Patient*innen alles, und ich meine alles, was wir für unsere Arbeit brauchen. Wir müssen auf die Botschaften achten, die Patient*innen durch ihre Worte und die Körpersprache

weitergeben. Um diesen Schatz an therapeutischen Informationen erkennen und verstehen zu können, müssen wir absolut präsent sein.

Viertens ist es weniger wahrscheinlich, dass wir, wenn wir im Moment sind, unser unbewusstes Material auf die Patient*innen projizieren. Es ist weniger wahrscheinlich, dass sich unsere eigenen Hoffnungen, Ängste und Sorgen einschleichen, wenn wir uns an den Grundsatz halten, den Raum für die Person vor uns zu halten. Wir werden nicht so anfällig dafür sein, als Reaktion auf unsere eigene Angst, zu beurteilen, autoritär zu sein oder die Patient*innenüber ihre Kapazitäten hinaus zu überfordern.

Im Lauf der Jahre habe ich sehr darauf geachtet, wie bestimmte Verhaltensweisen von Therapeut*innen und Heilpraktiker*innen die Heilungserfahrung nachteilig beeinflussen können. Zum Beispiel habe ich als Patient schon früh gelernt, dass großspurige, übermäßig charismatische oder mit einer sehr großen Persönlichkeit gesegnete Ärzt*innen und Heilpraktiker*innen buchstäblich die Energie aus einem Behandlungsraum saugen. Ob es ihre Kleidung, ihr Parfüm oder ihre Verhaltensweisen waren, die einen überwältigten, es gab dadurch einfach weniger Raum für mich als Patienten. Unbewusst waren sie die Hauptattraktion, und ich war nur Nebendarsteller. Dies wiederum machte mir bewusst, wie wichtig es ist, dieses Muster nicht zu wiederholen.

Wenn man auf die Details achtet, wie wir uns als Heilpraktiker*innen präsentieren, kann dies dazu bei-

tragen, die Erfahrung der Patient*innen zu verbessern. Ein Beispiel: Ich selbst fühlte ich mich nie wohl, wenn ich einen weißen Kittel anhatte. In den ersten fünfzehn Jahren in meiner Privatpraxis trug ich meine ganz eigene Uniform: ein weißes T-Shirt und schwarze Jeans. Mir wurde klar, dass allein dadurch, dass ich täglich die gleiche Kleidung trug, die Patientin oder der Patient zur Hauptattraktion und ich zum Nebendarsteller werden würde. Auch meine Körperpflegeprodukte habe ich mit Bedacht gewählt: gesund und gut für mich, aber nichts mit überwältigenden Düften, die die Patientin oder den Patienten in irgendeiner Weise ablenken würden. Und ich habe hart daran gearbeitet sicherzustellen, dass meine Behandlungsräume so weit wie möglich gleich aussehen, obwohl ich im Verlauf von zwanzig Jahren mehrmals die Praxis gewechselt habe.

Meine Botschaft an das Unbewusste der Menschen in meiner Obhut war immer: »Du bist meine Priorität. Ich bin dein Verbündeter. Ich bin hier, um dir dabei zu helfen, dir selbst zu helfen. Ich werde mich außerhalb dieser geweihten Räume umsorgen; ich bin nicht hier, um mein Ego zu füttern.«

Die Bedeutung, in Behandlungsräumen im Moment und geerdet zu sein, wurde mir früh in meinem beruflichen Leben deutlich. Mitte der 1980er-Jahre begann ich meine Arbeit als Akupunkteur in einem Krankenhaus in der South Bronx in New York. Die Crack-Epidemie war in vollem Gange und ich behandelte genesende Crack-Süchtige in allen möglichen Stadien ihrer

Qualen. Manchmal behandelte ich mehr als fünfzig Patient*innen am Tag; einige von ihnen waren verurteilte Straftäter, die aufgrund ihrer Sucht ständig mit einem Fuß im Gefängnis standen. Harte Typen in einer harten Nachbarschaft in einem harten wirtschaftlichen Umfeld. Und ich meine wirklich hart. Die Energie, die von diesen Süchtigen auf Entzug ausging, war völlig außer Rand und Band. Die Wirkungen von Stimulanzien auf das Nervensystem sind brutal. Der Versuch, Nadeln in den Körper von jemandem zu stechen, der sich in den frühen Stadien eines Entzugs befindet, ist, gelinde gesagt, schwierig. Es kam oft vor, dass Patientinnen oder Patienten meine Hand gewaltsam von sich wegstießen, wenn ich versuchte, sie zu behandeln.

Zu diesem Zeitpunkt gehörten Kampfkünste bereits seit zehn Jahren zu meiner tief verwurzelten täglichen Praxis. Aber es war mir nie in den Sinn gekommen, ihre Grundprinzipien in meinem beruflichen Leben anzuwenden. Ich stellte bald fest, dass, wenn ich geerdet war, atmete und mir meines Körpers bewusst war, wenn ich die Patient*innen begrüßte und ihnen näherkam, sie entspannter waren und es weniger schnell passierte, dass sie unbewusst aggressiv wurden oder sich auf einen Machtkampf mit mir einließen.

Das Schöne an Patient*innen, die keine große akademische Vorbildung haben, ist, dass sie eher dazu neigen, körperlich zu sein. Sie befinden sich weniger in ihrem Kopf und mehr in ihrem Körper. Eine akademische Ausbildung fördert das ständige Nachdenken.

Verkörpert zu sein ist als Überlebenstechnik auf der Straße viel nützlicher als unaufhörliches Nachdenken. So waren diese genesenden Süchtigen, die im traditionellen Sinne weniger gebildet waren, empfänglicher für meine Behandlungen, als das bei anderen Heilpraktiker*innen der Fall war, die sonst so die klinischen Runden machten. Es gab eine sofortige Rückkopplungsschleife, die mich dazu zwang, nicht auszuchecken, während ich mich im Behandlungsmodus befand. Dies war eine ziemliche Offenbarung für mich, als ich in die Privatpraxis wechselte und feststellte: Umso gebildeter die Patient*innen waren, desto weniger waren sie sich ihres eigenen Körpers bewusst.

Die Technik, sich zu erden, funktioniert auch aus der Ferne, wenn sich die Patient*innen also nicht physisch mit dem oder der Behandelnden in einem Raum befinden. Ich biete Telefonsitzungen an, wenn ich Patient*innen nicht direkt mit den Händen behandele. Während dieser Telefonsitzungen wende ich dieselbe Technik mit denselben Ergebnissen an. Indem ich anwesend und verkörpert bin, kann ich spüren, dass der Patient oder die Patientin auch auf der anderen Seite des Telefons in seinem oder ihrem Körper verankert ist. Dies ist besonders nützlich für Patient*innen, die mit akuten Angstzuständen zu tun haben. Anstatt sie nur vom Rand des Abgrunds wegzureden, kann ich sie ihren Körper spüren lassen und die Entspannungsreaktion mit diesem kinästhetischen Bewusstsein hervorrufen.

Eine weitere Schlüsselkomponente beim Raum-Halten besteht darin, sich dessen voll bewusst zu sein, was wir den Patient*innen von uns selbst mitteilen. Viele Heilpraktiker*innen haben bestenfalls löchrige Grenzen. Eine gute Faustregel ist: Teilen Sie wenig bis gar nichts von Ihrem persönlichen Leben mit, es sei denn im Rahmen einer Anekdote. Wir tun dies in einem für die Erfahrung der Patient*innen relevanten Kontext, nicht um die Aufmerksamkeit auf uns selbst zu lenken. Dies fehlt leider bei bestimmten therapeutischen Interaktionen. Psychotherapeut*innen scheinen hier besser ausgebildet zu sein, obwohl auch einige von ihnen es da übertreiben – und manch anderen Therapeut*innen kann es sicherlich nützlich sein, ihr Bewusstsein für dieses Problem zu schärfen.

Besondere Aufmerksamkeit sollte man walten lassen, wenn man es mit Patient*innen in einer co-abhängigen emotionalen Helferrolle zu tun hat. Diese Art von Personen hat per Definition gelernt, die Selbstfürsorge umzulenken, indem sie sich um andere kümmert. Sie werden versuchen, sich um Sie zu kümmern, anstatt Ihnen zu erlauben, sich um sie zu kümmern. Ihr Angstmanagement hängt von diesem Rollenwechsel ab. Als Abwehrmechanismus werden sie versuchen, uns zu überlisten, indem sie ständig versuchen, etwas über unser persönliches Leben zu erfahren. Wir müssen lernen, sie immer wieder in den Mittelpunkt der Aufmerksamkeit zu rücken und sie zur Rede zu stellen. Auf diese Weise halten wir den Raum für die Patient*innen und zeigen ihnen, wie sie selbst den Raum für sich halten.

Zu guter Letzt gehört auch dazu, den Raum für Patient*innen zu halten, indem man in jede Sitzung ohne einen vorgefertigten Plan hineingeht. Wir können uns keine Vorurteile darüber erlauben, wie wir den Patient*innen am besten dienlich sein können. Wir wissen nicht immer, was für jemanden optimal ist – das offenbart sich in jeder Sitzung aufs Neue. Wir müssen uns dieser heiligen Zeit der Behandlung nähern, ohne ein Urteil abzugeben oder die Patient*innen verändern, reparieren oder auf andere Art und Weise manipulieren zu wollen. Der Zeitrahmen einer Heilung hat nichts mit unserer Behandlungszeit zu tun. Wenn wir aufgeregt sind oder unzufrieden mit dem Tempo oder der Richtung, in die sich der Heilungsprozess bewegt, müssen wir uns intern neu orientieren. Die einzige Ursache für solche Befindlichkeiten sind unsere eigenen ungelösten Probleme. Wann und wo immer sie auftreten, müssen wir uns darauf besinnen, woher sie kommen und was sie mit uns machen.

Heilung ist ein Prozess, kein Ereignis. Sie muss mit großer Geduld angegangen werden, was den meisten von uns schwerfällt. Wir müssen nicht über Nacht zu Heiligen werden. Vielmehr sollten wir lernen, unsere eigenen Hoffnungen, Befürchtungen, Vorurteile, Ängste und unsere Hilflosigkeit zu tolerieren. Wir tun dies, indem wir innerlich wirklich zur Ruhe kommen. Dann können wir unsere eigenen Probleme akzeptieren und unsere Besorgnis in Bezug auf die Krankheiten der Patient*innen gehen lassen. Dieses Aufweichen unseres Egos und

seines Gepäcks öffnet die Tür zu einer möglichen Heilung. Wir müssen lernen, unsere Ohnmacht angesichts aller Situationen anzuerkennen. Auf diese Weise können wir lernen zu verstehen, was es bedeutet, den Raum für einen anderen Menschen zu halten. Die transformative Kraft, es einem anderen zu ermöglichen, mit neutralem, liebevollem Herzen und ohne Vorverurteilung ganz und gar gesehen zu werden, ist wirklich Ehrfurcht gebietend. Dies ist die Magie, den Raum zu halten.

## 4. Die Abgrenzung zwischen Heilberuf und Privatsphäre

Ein Medium zu sein oder zu channeln ist eine der Gaben, die uns als Heiler*innen gegeben sind. Es ist etwas, das mit viel Übung ganz natürlich geschieht. Wir kommen »in die Zone«, beruhigen unseren Geist und stellen uns auf die Bedürfnisse unserer Patient*innen ein. Es ist eine außergewöhnliche, hochenergetische Erfahrung, wenn wir uns in dieses grenzenlose Bewusstsein einklinken. Dinge passieren ohne »uns« oder »unseren« Willen. Es gibt ein Verständnis für die Patient*innen, das über unsere bewussten Daten und Fakten hinausgeht. Der Geist nimmt auf, was die Patient*innen sagen, und ein etwas Größeres antwortet. Die Hand geht dorthin, wo der Patient oder die Patientin Schmerzen hat, ohne dass »wir« wissen warum. Wir gehen uns selbst aus dem Weg und lassen ein tieferes Verständnis entstehen. Es ist eine weniger individualisierte Sichtweise: eine breitere Linse, als sie uns normalerweise zur Verfügung steht. Wie alles andere entsteht dies nach vielen Jahren der Übung mühelos, wenn wir aufrichtig und lange genug in der Dunkelheit herumwühlen.

Hier ist eine Analogie zur weiteren Veranschaulichung des Channeling-Prozesses:

> Voll und ganz im Behandlungsraum präsent zu sein ist, wie ein Passagier in einem Taxi zu sein. Wir besitzen weder das Auto, noch sitzen wir am Steuer; wir haben einfach Zugriff auf eine App oder das Telefon, mit dem wir dieses Transportmittel bestellen und benutzen können. Auf die gleiche Art und Weise sind wir weder Besitzer*in noch haben wir die Kontrolle über die gewaltigen Heilungsinformationen, auf die wir in einer Behandlungssitzung zugreifen können.
>
> Eine klare Absicht zu haben entspricht der Eingabe einer Zieladresse in die Taxi-App. Auf diese Weise weiß unser höheres Selbst, wohin es uns in einer Behandlungssitzung bringen soll.
>
> Sobald das Taxi an unserem Ziel ankommt, steigen wir aus dem Auto aus und benutzen unsere eigenen Beine, um uns weiter fortzubewegen. Ebenso können wir unseren Zugang zu dieser Fülle an tiefgreifenden Informationen verlieren, sobald die Behandlung beendet ist. An diesem Punkt müssen wir in unser Privatleben zurückkehren und die mächtigen Kräfte gehen lassen, die wir als Heiler*innen haben.

Probleme können entstehen, wenn wir unsere Persönlichkeit mit dieser tieferen Fähigkeit, Informationen intui-

tiv zu verstehen, verwechseln. Einfacher ausgedrückt: Was im Behandlungsraum passiert, ist nicht, was oder wer wir sind. Es passiert trotz unserer Persönlichkeit, nicht ihretwegen. Wenn wir hart an uns selbst arbeiten, können wir dabei helfen, unsere Ecken und Kanten abzuschleifen und aufzuweichen. Wir können lernen, die Kluft zwischen unserer Persönlichkeit und ihren Masken gegenüber dem »erhabenen« Teil unseres Selbst, der channeln kann, zu erkennen und zu überwinden. Unabhängig von unserer Situation oder Lebensphase müssen wir uns immer daran erinnern, dass wir voller Fehler sind. Dies ist keine Meinung, sondern eine Beobachtung. Ironischerweise kann man uns als Menschen nur vertrauen, wenn wir uns diese Tatsache ständig eingestehen.

Hinterfragen Sie manchmal, ob es diesen Unterschied zwischen Ihrem idealen durchlässigen Selbst im Behandlungsraum und Ihrer Ego-Persönlichkeit mit ihren vielen Masken außerhalb des Behandlungsraums wirklich gibt? Fragen Sie einfach einen Freund/eine Freundin oder ihre/n Partner*in, ob sie oder er Ihre diversen verzerrten Persönlichkeitsmerkmale erkennt. Sogar Ihr Haustier kennt und erkennt Ihre Mängel. Wir sind alle zutiefst fehlerhaft – das gehört zu dem, dass wir diese fleischliche Hülle tragen. Was uns voneinander unterscheidet, ist, dass einige von uns diese Tatsache leugnen, während andere sie voll und ganz akzeptieren.

Wir alle tragen Masken, um unsere verwundeten Seiten zu verbergen. Diese Masken sind so vielfältig wie

das gesamte Farbspektrum. Einige gebräuchliche Masken sind die »nette« Person, die »fürsorgliche« Person, diejenige, die »immer lächelt und die nichts stört«, die Person, die immer »witzig, spaßig und für die nichts jemals ernst« ist und die »strenge, stoische« Person. Das Problem dabei, Tag für Tag in einer heilenden Umgebung zu sein, ist, dass wir anfangen können, den Channeling-Aspekt unserer Arbeit als Maske zu tragen. Wir können dieses größere Selbst mit unserem kleineren Selbst verwechseln. Dies kann ein gewöhnlicher, wenn auch unbewusster Selbstschutzmechanismus sein.

Zu Beginn meines Berufslebens wurde ich regelrecht »high«, während ich mich um einen anderen Menschen kümmerte. Ich machte Überstunden und badete geradezu in dieser wunderbaren Energie. Mein Herz war weit offen und ausgedehnt, wenn ich in diesen mysteriösen Prozess eintauchte. Meine Absicht, dienlich zu sein, war immer rein, und so wurde ich zu dem nötigen Werkzeug, um den Auftrag zu erledigen.

Wenn ich die Klinik verließ, fühlte ich Trauer, Wut oder Melancholie – Gefühle, die aus dem Nichts kamen und mich völlig überrumpelten. Auf den goldenen Schimmer, der mich einhüllte, wenn ich in einem Raum voller Liebe war und mich selbst vergessen konnte, folgte die vollständige Rückkehr meines Egos und seines gesamten Gepäcks. Keine angenehme Angelegenheit, um es vorsichtig auszudrücken.

Ich war mir noch nicht bewusst, was sich da abspielte: Nach einem Tag ganzheitlicher Ausdehnung kam es

zu dieser extremen Kontraktion. Ich musste erst lernen, Platz für diese unvermeidliche Entladung zu schaffen. Der Liebesraum, der sich in einer Sitzung öffnet, ermöglicht es den Praktizierenden, die Wände ihres Egos aufzuweichen und durchlässig zu werden. Wenn dieses Aufweichen vollends funktioniert, kann es das Ego mit seinen Schatten und ungelösten Problemen zurückstellen. Ähnlich wie bei einer halluzinogenen Drogenerfahrung werden wir Teil des größeren Bewusstseins. Es gibt weniger »Ich« und daher weniger Probleme, die wir in unserem verwundeten Selbst mit uns herumtragen. Und wie bei jeder halluzinogenen Reise treten diese Themen sofort wieder in den Vordergrund, sobald die Wirkung der Drogen nachlässt.

Wir können Platz für dieses natürlich vorkommende Phänomen schaffen, indem wir bewusst die Grenze zwischen uns als Heiler*in/Channel/Medium und unserem anderen »Ich« als ______________________________ (hier den eigenen Vornamen einsetzen) abgrenzen. Das kann schwierig sein, da es verführerisch ist, ein Medium zu sein. Man möchte diese Verbindung zum Allwissenden nicht aufgeben. Man muss sich daran erinnern, dass das, was in einer Behandlungssitzung echt ist, in der Außenwelt zu einer Maske wird. Mit anderen Worten, wir können in unserem täglichen Leben nicht als Medium fungieren, sondern nur als Heilerin im klaren Rahmen des Behandlungsraums. Wenn man das außerhalb des der Heilung geweihten Raums tut, wird diese Verbindung zu einer Masche.

Es wird dann zu einem Abwehrmechanismus, mit dem wir der Welt eine idealisierte Version unserer selbst präsentieren.

Eine Möglichkeit, mit diesem unvermeidlichen Jo-Jo-Effekt umzugehen, sind Rituale, um die Grenze zwischen unserem beruflichen und unserem Privatleben abzustecken. Ich persönlich habe dafür sehr genaue Abläufe und Praktiken, an die ich mich an all meinen Arbeitstagen halte:

Ich stehe früh auf und bin nie in Eile.

Ich praktiziere ganz bestimmte mentale und körperliche Übungen; Meditation und Kampfkunst helfen dabei, meinen Körper für den noch vor mir liegenden Tag zu stärken.

Ich nehme ein gesundes Frühstück zu mir.

Ich komme mindestens eine Stunde vor meiner ersten Sitzung in meiner Praxis an. Diese erste Stunde in meinen Arbeitsräumen ist die Übergangszeit zwischen Privatleben und Heilpraktikerleben.

Ich sitze und meditiere kurz und fülle den Raum mit der bewussten Absicht zu heilen.

Ich bereite die Behandlungsräume durch Chanten und Glockentöne vor. Klang ist eine starke Arznei,

eine archaische Technik, die uns heutzutage verloren gegangen ist.

Anschließend setze ich mich und gehe mental die Namen aller Patient*innen durch, die ich an diesem Tag behandeln werde. Ich behalte ihre Namen im Kopf und bin offen für jegliche Informationen, die sich dabei ergeben könnten.

Vereinfacht ausgedrückt verlagere ich mein Bewusstsein von individuell und lokal hin zu gemeinschaftlich und universell. Ich bin jetzt voll im Heil-Modus und löse mich aus meiner Privatsphäre. Ich gehe meinen Tag auf diese Weise durch, während ich ständig geerdet und bewusst bin. Die Option auszuchecken, während ich mit einem Patienten oder einer Patientin zusammen bin, besteht nicht. Ich gebe mein Bestes, um von dem Moment an, in dem der Patient oder die Patientin das Behandlungszimmer betritt, bis zum Abschluss der Behandlung vollständig präsent zu sein.

Am Ende des Tages gehe ich die Liste der Patient*innen durch, die ich an diesem Tag behandelt habe. Ich schließe das ab mit einer klaren Absicht zu heilen für jeden einzelnen Namen und entlasse diese Person dann aus meinem Energiefeld. Ich bin mir bewusst, dass ich ein Kanal für sie war, damit sie sich selbst heilt. Daraufhin trete ich aus der Position des Heilers/Mediums zurück.

Ich reinige die Behandlungsräume noch einmal mit den gleichen Techniken, mit denen ich sie am Morgen aufgeladen habe.

Jetzt bin ich bereit, wieder als Privatmensch in die Welt zu treten. Ich überprüfe meinen emotionalen Zustand, bevor ich auf die Straße gehe – möglich, dass ich mich wegen einer tiefgreifenden Heilungssitzung himmelhochjauchzend fühle oder dass ich am Boden zerstört bin, weil ich mit jemandem zusammensaß, der schwer leidet. Ich erlaube mir, meine Gefühle zu fühlen, ohne das Leiden an mich zu nehmen oder umgekehrt zu versuchen, das, was ich erlebt habe, zu betäuben oder zu leugnen.

Ich verwende sehr viel Zeit darauf, meinen Heilungstag zu beginnen und zu beenden. Dieser Prozess entwickelte sich für mich als eine Notwendigkeit, um zu überleben und zu gedeihen. Es ist das Ergebnis von über fünfunddreißig Jahren Learning by Doing. Es ist einfach, sehr einfach sogar, zu verwechseln, wer wir in der Sphäre unseres Behandlungsraums sind und wer wir als Privatmensch sind. Wenn Sie vorhaben, über einen längeren Zeitraum und Vollzeit als Heilpraktiker*in zu arbeiten, tun Sie gut daran zu überprüfen, welche Rituale für Sie funktionieren. Ihre eigene Psyche unter die Lupe zu nehmen ist ein sicherer Weg, um sich und Ihren Patient*innen viel Schmerz und Enttäuschung zu ersparen.

## 5. Der Unterschied zwischen Heilen und Kurieren

Kommen wir jetzt zu dem oft unerkannten Unterschied zwischen Heilen und Kurieren. Beide Techniken sind noble Unterfangen, aber sie nehmen unterschiedliche Pfade auf ihrem Wirksamkeitsweg. Um es ganz einfach zu sagen: Kurieren ist eine Technik, die auf Patient*innen angewendet wird, um den beabsichtigten klinischen Nutzen zu erzielen, und Heilung ist ein Prozess, an dem Patient*innen beteiligt sind, um das beabsichtigte klinische Ergebnis zu erzielen. Beide haben ihre Gültigkeit und ihren Platz im klinischen Alltag, aber es ist wichtig, dass wir uns klar darüber sind, was wir in einer Behandlungssitzung anbieten.

Heilen und Kurieren können sich überschneiden oder diametral entgegengesetzt sein. Kurieren ist eindimensional, während Heilung vielschichtig ist. Eine Patientin oder ein Patient kommen normalerweise zu einer Ärztin oder einem Arzt, um kuriert zu werden. Am Heilungsprozess sind sie nicht beteiligt – die einzige Aufgabe der Patient*innen besteht darin, ihre Symptome zu kommunizieren und sich der verschriebenen Therapie zu unterziehen. Bei einer Heilbehandlung nimmt der

Patient oder die Patientin aktiv an seinem oder ihrem therapeutischen Prozess teil, um sich um die eigene Krankheit zu kümmern. Sie gehen gemeinsam mit dem oder der Praktizierenden in den Ring und untersuchen das vorliegende Problem.

Wir müssen uns vergegenwärtigen, dass wir in einer Kultur verwurzelt sind, die das Kurieren fördert. Es ist das vorherrschende medizinische Modell, basierend auf einer patriarchalischen Weltanschauung. Die kranken Patient*innen gehen zu (»allwissenden«) Ärzt*innen und schildern ihre Symptome. Sobald dieser erste Schritt der Beteiligung abgeschlossen ist, müssen die Patient*innen nur noch die verschriebene Therapie befolgen. Die Entwicklung leistungsfähiger Medikamente mit unbestreitbarer klinischer Wirksamkeit sowohl bei körperlichen als auch bei psychischen Beschwerden hat sicherlich dazu beigetragen, dass wir das Gleichgewicht vollständig in Richtung Kurieren verloren haben.

In der Tat verfolgen viele Menschen einzig und allein das Interesse, ihre Depressionen, Angstzustände, chronischen Schmerzen oder Verdauungsprobleme zu lindern. Sie können das akute Problem kurieren, symptomfrei sein und ihr Leben fortsetzen. Andere wiederum reagieren entweder nicht vollständig auf einen solchen Ansatz oder wissen intuitiv, dass ein tiefgehenderes Vorgehen erforderlich ist. Vielleicht wissen sie oder sie werden sich bewusst, dass ihre Symptome mit tieferliegenden Problemen verbunden sind. Und während diese Patient*innen möglicherweise offen dafür sind,

zur Linderung ihrer Symptome Medikamente zu nehmen (oder auch nicht zu nehmen), sind sie sich auch bewusst, dass mehr Arbeit geleistet werden muss, um die grundlegende Ursache ihres Leidens zu entdecken.

Wir können helfen, indem wir uns eingehender mit den Wurzeln ihrer Symptome befassen:

> Sind ihre Angst, die Depression oder ihre chronischen Schmerzen nur eine medizinische Abweichung oder spielen andere Dinge eine Rolle?
>
> Manifestieren sich emotionale Probleme als Symptome oder Verhaltensweisen, die zu körperlicher Dysfunktion führen? Und wenn ja, kann eine medizinische und pharmazeutische Intervention allein eine dauerhafte Linderung bringen?

Nehmen wir das typische Beispiel Rückenschmerzen:

> Der Patient hat etwas Schweres angehoben und nun starke Schmerzen; er will diese Beschwerden einfach nur loswerden.
>
> Er hat keine Vorgeschichte in puncto Rückenschmerzen.
>
> Er lässt sich ärztlich untersuchen und es werden körperliche Schäden oder schwere Verkrampfungen

festgestellt. Vor diesem Hintergrund entscheidet er sich für eines oder mehrere der folgenden Verfahren: chirurgische und pharmazeutische Eingriffe, physikalische Therapie, Massage oder Akupunktur.

Er geht zu einem/r entsprechenden Facharzt/Fachärztin und folgt der angebotenen Behandlung. Seine Beschwerden werden gelindert und damit endet die Reise – er ist kuriert.

Ein weiteres Beispiel:

Eine Patientin befindet sich in genau derselben Situation und durchläuft dieselben erschöpfenden Prozeduren, sie findet jedoch keine Linderung. Sie hat trotz der Behandlungen immer noch Schmerzen.

Die Patientin teilt dem oder der Behandelnden mit, dass sie dazu neigt, Stress im unteren Rückenbereich zu halten, und dass ihr Rücken vor ihrer jetzigen Verletzung schon immer mal Probleme machte. Die Patientin sagt auch, dass sie »der Sache auf den Grund gehen« möchte, weshalb die Rückenschmerzen bei emotionalem Stress schlimmer werden.

Sie ist also offen für einen Dialog über andere Themen, die für ihre Schmerzen verantwortlich sein könnten. Entweder erkennt sie intuitiv oder ist offen für die Eventualität, dass ihr Schmerz nichts Zufälliges ist. Sie

hat zum Beispiel bemerkt, dass ihre Rückenschmerzen schlimmer werden, wenn sie wütend oder traurig ist. Dies öffnet einer möglichen Heilung Tür und Tor.

Die Patientin ist nun in ihre Behandlung involviert, statt dass sie ihren Körper lediglich einer Expertin oder einem Experten überantwortet. Sie ist Mit-Ermittlerin bei der Lösung des Rätsels, das sie in ein Schmerz-Gefängnis gesperrt hat. Normalerweise beinhaltet dies eine mühselige Reise innerer Erkundung, eine Auseinandersetzung, durch die es zu echter Heilung kommen kann und die nötig ist, um ihr Leiden zu lindern.

Es wird viel über die Fülle an Techniken und Methoden geschrieben, die einen solchen Heilungsweg erleichtern können. Im nächsten Kapitel wird es um das zugrunde liegende Gerüst solcher Systeme gehen. An diesem Punkt ist es wichtig, dass Sie sich Ihre Absicht vor Augen führen. Was bieten Sie an? Heilen oder Kurieren? Es gibt allopathische Ärzt*innen, die Heilung anbieten, und alternative oder integrative Heilpraktiker*innen, die das allopathische Modell des Kurierens nachahmen. Es geht nicht um die angewandte Methode, sondern um die Absicht des oder der Behandelnden, da beide funktionieren können, wenn sie in geeigneter Weise angewandt werden.

In meinem eigenen Praxisleben biete ich sowohl Heilen als auch Kurieren an. Ich habe mir die Hörner ab-

gestoßen, indem ich viele Jahre lang in Zentren für die Behandlung chronischer Schmerzen gearbeitet habe, in denen Angestellte der städtischen Gewerkschaft behandelt wurden. Meine Patient*innen waren Arbeiter*innen, die schwere körperliche Arbeit in sich ständig wiederholenden Bewegungsabläufen verrichteten. Aufgrund von Überbeanspruchung verkrampften sich ihre Muskeln. Sie konnten durch Akupunktur Linderung finden und in ihr Arbeitsleben zurückkehren. Durch jahrelange Behandlung mit dieser Art von Akupunktur – und das bis zu vierzig Mal am Tag – wurde ich mit dem Prozess des Kurierens vertraut. Es hat mich erfüllt, so schnell klinische Ergebnisse zu sehen und fleißigen Menschen, die mit immer wiederkehrenden Schmerzen zu tun haben, Linderung zu verschaffen.

Als ich meine eigene Praxis eröffnete, hatte ich auf einmal viel mehr Zeit für die einzelnen Patient*innen. So kam ich zum ersten Mal auf das Konzept der Heilung. Diese Patient*innen litten ebenfalls unter Schmerzen, verrichteten aber nicht alle körperliche Arbeit. Einige saßen den ganzen Tag an einem Schreibtisch und nahmen nichts Schwereres als ein Telefon in die Hand, aber ihre Schmerzen waren dennoch real. Außerdem sprachen ihre Schmerzen nicht auf dieselbe Akupunkturbehandlung an, die ich den Arbeiter*innen verabreicht hatte. Gleicher Schmerz, gleicher menschlicher Körper, gleiche Behandlung. Warum gab es keine Linderung? Obwohl der Schmerz in ähnlicher Weise auftrat, beruhte er nicht auf derselben grundsätzlichen

Ursache. In solchen Fällen war es wichtig, die Akupunkturnadeln zu beobachten, wenn sie im Muskel des Patienten platziert wurden und heftiges Weinen oder Panikattacken auslösten. Es dauerte nicht lange, bis ich herausfand, dass es sich hier um tiefgehende emotionale Probleme handelte. Der Schmerz war eben nicht nur körperlich, obwohl er sich als solcher manifestierte. Diese Erkenntnis öffnete mir die Augen für die Welt der Heilung – und ich verstand, dass Kurieren und Heilen unterschiedliche Prozesse sind, sogar wenn dieselbe Behandlung angewendet wird.

Von dort aus beschäftigte ich mich mit Psychotherapie, um besser verstehen zu können, was hier im Spiel war: dass nämlich körperliche Symptome von ungelösten emotionalen Problemen herrühren oder zumindest von diesen betroffen sein können. Ich selbst war bereits als Patient bei Experten für körperzentrierte Neo-Reichianische Therapie sowie Jungsche Analyse. Da ich beide als äußerst nützlich empfand, begann ich, diese Therapien zusammen mit anderen psychotherapeutischen Methoden und Werkzeugen zu studieren. Und diese Therapien boten mir die Fähigkeit, das emotionale Leben meiner Patient*innen zu verstehen und mit ihnen zu besprechen. Wenn sich also herausstellte, dass ein Fall von Rückenschmerzen eher emotionaler und weniger mechanischer Natur war, konnte ich die Patient*innen besser behandeln. Mit der Zeit konnte ich unterscheiden, ob es sich um körperliche Schmerzen handelte oder um emotionale Probleme, die sich

als körperliche Schmerzen zeigten, was grundsätzlich wichtiger war. Ich habe gelernt, besser zuzuhören und bei den Patient*innen präsent zu sein. Durch unseren gegenseitigen Dialog begann ich in Bezug auf die Wirksamkeit zu unterscheiden zwischen einem Weg des Kurierens und dem des Heilens.

Mein Interesse für die Psyche war geweckt und ich ging dem nach. Und Sie müssen sich darüber klar werden, was Sie interessiert. Es gibt viele wundervolle Expert*innen, die großartige Heilmittel liefern: Körpertherapeut*innen aller Disziplinen, medizinische und naturheilkundliche Ärzt*innen, Schaman*innen, Chirurg*innen und so weiter. Sie sind Meister*innen darin, zum Kern eines Problems vorzudringen und ihr Wissen anzuwenden, um Leiden zu lindern. Und dann gibt es diejenigen, die Heilung anbieten – dabei geht es um dieselben Expert*innen, nur dass ihr Ansatz andere Methoden beinhalten kann. Es ist möglich, dass sie sich ebenso für die Psyche der Patient*innen interessieren wie für die Symptome, die sich im physischen Körper manifestieren. Ihr Linderungsangebot kommt nicht als Ereignis, sondern als Prozess: Kurieren ist normalerweise ein Ereignis; Heilen ist ein Prozess.

Viele Patient*innen sind nicht an einer Heilsitzung interessiert; sie wollen nur kuriert werden und mit ihrem Leben weitermachen. Zum Beispiel könnte eine Patientin verlangen, dass wir ihre Rückenschmerzen lindern. In einem solchen Fall sollten wir auf physischer Ebene unser Bestes geben. Wenn wir ein tiefergehendes Pro-

blem wie etwa ungelöste emotionale Probleme spüren, müssen wir über unsere Entdeckung mit den Patient*innen kommunizieren. Sind sie nicht daran interessiert, auf einer tieferen Ebene zu heilen, müssen wir das respektieren und dabeibleiben, nach besten Kräften körperliche Linderung zu bieten und nicht in die emotionalen Probleme einzutauchen. Ein anderer Patient mit den gleichen Rückenschmerzen ist möglicherweise offen für Heilung und muss darüber aufgeklärt werden, dass und wie er gemeinsam mit Ihnen die Ärmel hochkrempeln muss. Er ist jetzt Mit-Heiler auf seinem eigenen Heilungsweg. Wenn Sie diesen Weg einschlagen, gibt es auch da mehrere Optionen. Sie können den Patient*innen helfen, mit sich selbst in Kontakt zu treten, können sie informieren, anleiten und zur Selbsthilfe befähigen oder sie an andere Expert*innen überweisen.

Setzen Sie sich mit diesem Thema auseinander und untersuchen Sie tief in sich selbst, was Sie derzeit anbieten können oder möchten.

Was sind Ihre Stärken?

Was sind Ihre Interessen?

Wo liegt Ihre Toleranzgrenze?

Was machen Sie gerne?

Das Kurieren zu beherrschen ist keine Kleinigkeit; es erfordert viel Feinjustierung sehr spezifischer Fähigkeiten über einen langen Zeitraum. Die Begabung, sich auf einen Heilungsweg mit jemandem zu begeben, ist eine andere Art, sich einer Krankheit zu nähern. Am wichtigsten ist, sich über den Unterschied zwischen Heilen und Kurieren klar zu sein. Diese Klarheit gilt für alles und alle Beteiligten – für den oder die Expertin, den oder die Patientin und die Beziehung der beiden untereinander.

## 6. Der Schnittpunkt von Körper, Geist und Seele bei der Heilung

Es ergibt Sinn, dass, so gespalten unsere Kultur in der westlichen Welt ist, auch unser Gesundheitssystem diese Disharmonie offenbart. Wir bringen unseren Körper zu Körpertherapeut*innen oder Internist*innen, unseren Geist zu Psychotherapeut*innen oder Psychiater*innen und unsere Seele zu religiösen oder spirituellen Berater*innen unserer Wahl. Dieses Modell hat sich seit einiger Zeit weiterentwickelt, und man ist sich inzwischen bewusst, dass diese drei scheinbar unterschiedlichen Heilungsformen eng miteinander verbunden sind. Dieses Bewusstsein ist jedoch relativ neu; daher ist es wichtig zu erkennen, dass wir kulturell immer noch die Neigung haben, die Probleme unserer Patient*innen entlang der Körper-Geist-Seele-Achse zu trennen. Als Behandelnde müssen wir uns bewusst werden, welche oder wie viele dieser drei Ebenen von Körper-Geist-Seele sich in unserem Heilungsangebot überschneiden.

Ich stelle mir die Körper-Geist-Seele-Triade als zwei sich überschneidende Linien vor: eine horizontale Linie mit dem Körper und dem Geist an entgegengesetzten Enden, die von einer vertikalen Linie durchkreuzt wird,

die die Seele darstellt. Die Seelenlinie kann sich überall auf dem Körper-Geist-Kontinuum kreuzen, mal näher am Körper, am Geist oder irgendwo dazwischen.

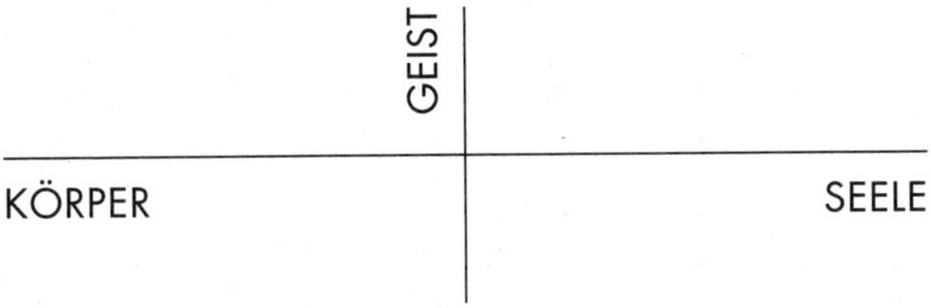


Körper-Geist-Seele-Triade

Einige Heilpraktiker*innen fühlen sich am Anfang ihrer beruflichen Laufbahn damit wohl, fest in einem dieser Lager verankert zu sein. Im Verlauf ihrer Berufspraxis stellen sie möglicherweise fest, dass ihre Arbeit zusätzliche Bereiche dieser Triade umfasst, oder sie stellen vielleicht auch fest, dass sie weder interessiert daran sind noch es ihnen möglich wäre, Unterstützung außerhalb ihres Spezialgebiets anzubieten. Ein klares Verständnis Ihrer eigenen Haltung zu diesem Thema erleichtert allen Beteiligten das Leben.

Als Akupunkteur habe ich den Körper studiert und mich deshalb auch auf den Körper konzentriert. Die Patient*innen kamen mit Schmerzen oder einer Krankheit zu mir, und ich näherte mich ihrer Heilung von der Warte eines Körpertherapeuten aus. In der Traditionel-

len Chinesischen Medizin wird viel über den Zusammenhang von Emotionen und körperlichen Erkrankungen gesprochen, aber wir Körpertherapeut*innen sind nicht darin ausgebildet, wie man im Praxisalltag tatsächlich mit Emotionen umgeht. Ich stellte fest, dass das Lockern der Muskulatur in bestimmten Bereichen des Körpers tief verwurzelte Emotionen auslösen konnte. Manchmal war es für die Patient*innen hilfreich, über das, was gerade emotional während der Behandlung passiert war, zu reden. Ein andermal wollten Patient*innen tiefer gehen und die zugrunde liegenden Ursachen dafür erörtern, warum sie die Emotionen, die sie gerade freigesetzt hatten, festhielten oder unterdrückten.

Diese Erkenntnis der Körper-Geist-Vernetzung bewegte meinen therapeutischen Ansatz von »fest im Körper« zu »irgendwo zwischen Körper und Seele«. Aber da war noch ein drittes Puzzlestück meiner Heilungsarbeit. Schon in jungen Jahren hatte ich ein starkes Interesse an Spiritualität, gepaart mit bewusstseinserweiternden psychischen Erfahrungen, die mich tief beeinflussten. Dies führte zu langjährigen Auseinandersetzungen mit kampfsportlichen, yogischen und meditativen Studien, einschließlich Zen und Schamanismus. Hier fügte sich das dritte Element der Spiritualität in meine therapeutische Praxis ein.

Hier ist ein Beispiel für das Zusammenspiel von Körper, Geist und Seele im therapeutischen Leben:

Als ich in meinen Zwanzigern war, hatte ich ständig Schmerzen auf der rechten Seite meines oberen

Rückens. Ich unterzog mich zahlreichen körperlichen Behandlungen, um die Schmerzen zu heilen, von Massage über Akupunktur und Chiropraktik bis Rolfing. Und obwohl diese Behandlungen halfen, hielt die Linderung nicht an. Zu diesem Zeitpunkt war ich in Sachen Behandlungstherapien fest auf der »körperlichen Ebene« verortet. Ich merkte, dass meine Wut zunahm, während ich mich diesen Behandlungen unterzog. Doch keiner dieser wunderbaren Praktizierenden war in der Lage oder bereit, tiefer in die emotionalen Aspekte meiner Schmerzen vorzudringen. Also versuchte ich es mit Psychotherapie, um die möglichen Ursachen dieses akuten Zorns zu untersuchen. Dadurch gelang es mir, den Ärger als Wut zu identifizieren, als eine viel ältere unterdrückte Emotion, die ich körperlich manifestiert hatte. Dieses neue Verständnis erweiterte meinen Fokus und ermöglichte es mir, in Sachen Heilung gleichzeitig auf meinen Körper und meinen Geist zu achten.

Nach kurzer Zeit wurde mir klar, dass ich zwar in Therapiesitzungen hochtrabend und tiefschürfend reden, dafür aber nicht mehr auf meine Wut zugreifen konnte. Also pendelte ich zwischen Körperarbeit und Psychotherapie hin und her. Das war unglaublich hilfreich, da ich endlich echte Linderung fand. Die Körperarbeit half mir, auf meine Emotionen zuzugreifen, und die Psychotherapie half mir, die Ursachen dahinter zu verstehen. Etwa zu dieser Zeit entdeckte ich die Neo-Reichianische Arbeit, die beides beinhaltet: Die Therapeut*in behandelte den Körper physisch und erörterte die freigesetz-

ten Emotionen anschließend psychotherapeutisch. Hier war das Körper-Geist-Kontinuum im Spiel.

Während dieser Zeit nahm ich auch an schamanischen Praktiken amerikanischer Ureinwohner*innen teil. Die Heilung, die sich bei diesen Zeremonien vollzog, war ganz anders als das, was ich von der Körperarbeit oder der Psychotherapie kannte. Es ging dabei um einen anderen Aspekt in mir, der dafür sorgte, dass ich mich unwohl fühlte und daher Schmerzen hatte. Es war etwas, das ich am besten als psycho-spirituelle Heilung beschreiben kann: eine Art Heimkehr, in der ich mich nicht mehr von mir selbst entfremdet hatte. Dies war das dritte Puzzlestück in Bezug auf Spiritualität in meinem therapeutischen Leben.

Eine wertvolle Lektion aus diesem Kapitel meines Lebens war das Verständnis der Unterschiede zwischen den drei Ebenen der Heilung (Körper–Geist–Seele). Der Schamane hatte kein Interesse daran, mit mir über meinen Körper oder Geist zu sprechen, obwohl unsere Sitzungen in gewissem Sinne beide berührten. Die Psychotherapie bot mir einen Raum, um über meine Erfahrungen zu sprechen, aber der Therapeut konnte nichts mit meinen außerweltlichen Erlebnissen anfangen. In meinen Körpertherapiesitzungen gab es wiederum keinen Platz für die psychologischen oder spirituellen Aspekte meiner Heilung.

Sie müssen weder Schaman*in oder Neo-Reichianische/r Therapeut*in noch Rolfer*in sein. Wichtig ist, sowohl Ihre Stärken als auch Ihre Grenzen zu erforschen.

Sind Sie ein/e Körpertherapeut*in mit Interesse an den psychologischen Problemen, die durch Körperarbeit aufgedeckt werden?

Kennen Sie sich mit dem Bereich der Psyche in Bezug auf Ihre Patient*innen aus? Sind Sie ein/e Psychotherapeut*in, der/die den steifen Körper Ihres Patienten oder Ihrer Patientin bemerkt?

Gehören Sie zu den Heilpraktiker*innen, die intuitiv die tieferen Verwundungen der Menschen verstehen, die jenseits von Körper und Geist liegen und dennoch beide betreffen?

Sie sollten Ihre Fähigkeiten und Interessen einer sorgfältigen Prüfung unterziehen. Was sehen Sie und was spüren Sie intuitiv?

Wo liegen Ihre Stärken und wo die blinden Flecken als Praktizierende?

Wie können Sie Ihre Patient*innen am besten leiten?

Es ist nicht nötig, sich mit allen drei Bereichen zu befassen. Uns über unsere Stärken und Schwächen im Klaren zu sein erspart uns und unseren Patient*innen viel Schmerz und Enttäuschung. Es ist schädlich, unbewusst in eines dieser Gebiete abzuwandern, wenn unsere Expertise auf einem anderen Gebiet liegt. Oft sehe ich

Körpertherapeut*innen, die versuchen, Psychotherapeut*innen zu sein; Psychotherapeut*innen, die versuchen, Schaman*innen zu sein; oder Schaman*innen, die psychotherapeutische Ratschläge geben. Es ist möglich, dass dies, entweder durch tief gefühlte Intuition oder durch intensives Studium, gelegentlich bestens funktioniert. Ein andermal ist es für alle Beteiligten eine Katastrophe. Es ist die Aufgabe der Therapeut*innen, nicht der Patient*innen, in Bezug auf dieses Thema klar zu sein. Nur wenn wir wissen, wo wir in dieser Triade mit beiden Beinen fest auf dem Boden stehen, können wir behütend wirken, anstatt Schaden anzurichten.

# 7. Die Magie der Überweisung

Um wirkungsvoll im Heilberuf zu sein, ist es wesentlich und wichtig, die eigenen Grenzen zu kennen. Wir müssen klar und ehrlich darüber mit uns sein, was wir können und was nicht. Oft treten Probleme auf, weil wir uns nicht voll bewusst sind, was außerhalb der Grenzen unseres eigenen Fachwissens liegt. Dieses Bewusstsein informiert uns darüber, wo und wann wir auf diese unsere Einschränkungen achten müssen, bevor sie den Patient*innen schaden.

Das Überweisen oder Weiterempfehlen mag sich wie ein einfaches Thema anhören, aber es hat viele Nuancen. Eine Erkenntnis aus der Praxisarbeit ist, dass es ein Bewusstsein dafür braucht, wo man zu vorsichtig und wo zu großzügig ist, was die Überweisung von Patient*innen an andere Expert*innen angeht. Wenn das Thema im Rahmen Ihrer Ausbildung nicht direkt angesprochen wurde, sind Sie auf sich gestellt, was diese Entscheidung angeht. Vieles, was Sie darüber wissen müssen, lernen Sie im Lauf der Jahre durch Übung, aber Sie sollten diesen Dialog immer aktiv im Hinterkopf haben. Heilpraktiker*innen sind keine Alleskönner*innen.

Im Verlauf meiner eigenen Ausbildung hatte ich das Glück, Jahre in Kliniken zu verbringen und Seite an Seite mit Ärzt*innen, Sozialarbeiter*innen und Psychiater*innen zu arbeiten. Es gab einiges, was ich durch die Behandlung von Patient*innen an der Seite dieser Expert*innen gelernt habe. Ich eröffnete meine eigene Praxis in der Überzeugung und mit der Energie, dass ich für alles bereit und gewappnet sei. Doch schon sehr früh wurde ich mit der Komplexität dessen konfrontiert, was auf uns als Heilpraktiker*innen zukommen kann.

Vor vielen Jahrzehnten kam ein Patient, den ich wegen Rückenschmerzen in einer städtischen Klinik behandelte, zu seinem wöchentlichen Termin. Er klagte über akute Verdauungsprobleme und sein Gesicht war gleichzeitig rötlicher und blasser als gewöhnlich. Ich fragte, wie es seinem Herzen gehe und ob er es irgendwann hätte untersuchen lassen. Ich weiß nicht mehr, warum ich ihm diese Frage gestellt habe, da sie zu diesem Zeitpunkt weder zu meinem Repertoire gehörte, noch ich besonderes Praxiswissen darüber gehabt hätte. Er sagte mir, er werde sich bald einer gründlichen Untersuchung unterziehen und die Angelegenheit mit seinem Internisten besprechen. Einige Wochen später erhielt ich einen Anruf von seiner Familie, dass der Patient nur wenige Tage nach seinem letzten Besuch bei mir an einem Herzinfarkt gestorben war. Er hatte ihnen gegenüber erwähnt, dass ich eine gründliche Untersuchung empfohlen hatte, er hatte es aber leider nicht mehr zu diesem Termin geschafft. Eine erschütternde Nachricht.

Ungefähr ein Jahr später machte ich eine weitere schreckliche Erfahrung in einer anderen Einrichtung. Eine Frau, die das Ärzteteam und ich wegen schwerem Asthma behandelten, brachte ihren Sohn zu einem Termin bei ihrem Hausarzt. Ich begrüßte sie im Vorbeigehen im Wartebereich und ging mit einem anderen Patienten zur Behandlung. Eine halbe Stunde später hörte ich einen lauten Aufruhr außerhalb des Behandlungszimmers. Die Frau, die wegen ihres Asthmas starke Medikamente nahm, war an einem Asthmaanfall gestorben. Dies geschah in einer Klinik voller Pflegefachkräfte und Ärzt*innen und in unmittelbarer Nähe eines Krankenhauses.

Warum erzähle ich Ihnen diese Geschichten? Um Sie daran zu erinnern, dass wir unser Bestes geben müssen, um mögliche lebensbedrohliche Situationen im Auge zu behalten, die außerhalb unserer Expertise und Erfahrung liegen. Es spielt keine Rolle, ob Sie Körpertherapeut*in, Energiearbeiter*in oder Psychotherapeut*in sind. Es ist sehr wichtig, im Hinterkopf zu behalten, dass wir buchstäblich Menschenleben in unseren Händen halten können. Selbst wenn dies im Verlauf Ihrer gesamten Praxislaufbahn nur ein- oder zweimal vorkommt, sind es immer noch ein oder zwei verlorene Menschenleben. Meine frühen Erfahrungen haben mich gelehrt, nicht arglos zu entscheiden, wenn es um das Leben meiner Patient*innen geht. Es gibt eine Zeit und einen Ort für mein Fachwissen. Ich weiß, was ich weiß, und ich weiß, worin ich gut bin, aber es ist genau-

so wichtig anzuerkennen, was ich nicht weiß und was ich nicht gut kann.

Ich selbst überweise regelmäßig Patient*innen. Im Laufe der Jahre habe ich mir ein solides Netzwerk an Kolleg*innen erarbeitet. Es sind Spezialist*innen, denen ich vertraue, dass sie kompetent, mitfühlend und auf dem neuesten Stand sind. Sie sind sorgfältig und bemüht und haben die Werkzeuge, ihre Sorgfalt und ihr Fachwissen im Praxiskontext für ihre Patient*innen anzuwenden. Dazu gehören: Ärzt*innen aller Fachrichtungen, Körpertherapeut*innen aller Schulen, Psychotherapeut*innen, Hypnotherapeut*innen, Chiropraktiker*innen, Coach*innen, Yogalehrer*innen, Energieheiler*innen, Schaman*innen, Akupunkteur*innen, Ernährungswissenschaftler*innen, Trainer*innen und so weiter. Ich habe mich so sorgfältig mit dieser Liste beschäftigt, wie ich mich um meinen eigenen Garten kümmere. Jedes Mal, wenn ein/e Patient*in von einem Experten oder einer Expertin schwärmt, nehme ich das zur Kenntnis, und wenn ich nicht bereits weiß, dass man dieser Fachfrau oder diesem Fachmann Vertrauen schenken kann, sende ich ihr oder ihm eine E-Mail oder rufe kurz an, um ein Gefühl für diese Person zu bekommen.

Im Laufe der Jahrzehnte habe ich gelernt, dass manchmal einzig und allein meine Aufgabe darin liegt, eine Person mit den entsprechenden Expert*innen zu verbinden. Oft war ich nur die Tür für eine Person, um ihren Heilungsweg zu beginnen. Vor Kurzem hatte eine Frau, die mir sehr am Herzen liegt und die ich seit über

zwanzig Jahren behandle, neurologische Probleme, die sich als Gehirntumor entpuppten. Die Telefonnummer eines hervorragenden Neurologen, die ich einige Jahre zuvor in meinen Unterlagen abgelegt hatte, war das größte Geschenk, das ich ihr hatte machen können. Dieser Mann hat ihr Leben gerettet. Zwanzig Jahre meiner geistigen, körperlichen und emotionalen Unterstützung sind mit dieser einen Überweisung gleichzusetzen. Meine Patientin und ich können heute darüber lachen – weil sie noch am Leben ist.

## 8. Grenzen sind nicht nur Linien auf einer Landkarte

Es wird viel über die Grenzen zwischen Heilpraktiker*innen und Patient*innen geschrieben und gelehrt. Die meisten Heilpraktikerschulen behandeln dieses Thema unter ihrem Ethikkodex, obwohl es für die meisten Schulen für Energie- und Körperarbeit ein relativ neuer Schwerpunkt ist. Wenn Ihr Hintergrund im psychotherapeutischen Bereich der Heilung liegt, sollten Sie sich mit den Gefahren unzulänglicher Grenzen auskennen. Andernfalls tun Sie gut daran, sich über das zu informieren, was die psychotherapeutische Heilmethode so genau versteht. Das Konzept der Psychodynamik von Übertragung und Gegenübertragung ist nützlich, um sich durch die trüben Gewässer der Beziehung zwischen Heilpraktiker*in und Patient*in zu navigieren.

Ein Großteil des Ethos, das in Bezug auf die Interaktion zwischen Heilpraktiker*in und Patient*in gelehrt wird, hat grundsätzlich damit zu tun, dass hier ein unausgewogenes Machtverhältnis vorliegt: Die oder der Behandelnde allein hält dabei die Karten in der Hand. Kommt eine Person in einer Notlage zu uns, egal ob diese physisch, energetisch, psychisch oder

spirituell ist, haben wir als Heilpraktiker*innen die Oberhand. Und obwohl es unsere Hände oder unser Verstand sind, die an den Patient*innen arbeiten, sind es nicht »wir«, die die Heilung bewirken. Tatsächlich gelingt die beste Heilung, wenn wir selbst und unser Ego dem Behandlungsraum fernbleiben; denn in diesem Raum durchdringt uns ein höheres Bewusstsein und wird durch uns hindurch gelenkt.

Das bedeutet nicht, dass wir Roboter ohne Gefühle oder Persönlichkeit werden. Wie bereits gesagt, ist da umso mehr Raum für den Prozess der Patientin oder des Patienten, je weniger »wir« Teil einer Sitzung sind. Ein Grundbedürfnis in all unseren Patient*innen ist, gesehen und gehört zu werden. Eine der häufigsten Beschwerden von Patient*innen ist, dass Heilpraktiker*innen zu viel psychischen Raum einnehmen – zu viel mitzuteilen und zu reden kann sich negativ auf eine Behandlungssitzung auswirken. Diese mangelhaften Grenzen ermöglichen es, dass die Wunden der oder des Behandelnden die Heilbehandlung regelrecht überschatten. In einer Behandlungssitzung muss es eine subtile Dynamik zwischen strenger Zurückhaltung und aufrichtiger Offenheit geben. Still zu sein kann den Patient*innen helfen, sich selbst zu hören, und das angemessene Mitteilen unserer persönlichen Erfahrungen kann helfen, die Patient*innen zu sich selbst zurückzuführen. Man muss jedoch sehr bewusst agieren, um diese Grenze nicht falsch zu ziehen. Mit Aufmerksamkeit und Übung können wir lernen, zwischen zu viel Diskretion und zu viel Offenherzigkeit zu unterscheiden.

Patient*innen ohne Grenzen sind ein Fall für sich. Sie sind der erstaunlichste Lehrer für Behandelnde mit mangelhaften Grenzen. Der Arschtritt, den man in diesem Zusammenhang bekommt, ist einem Nahkampf mit Bruce Lee vergleichbar. Bis Sie lernen, klare Grenzen zu ziehen, werden Sie bei lebendigem Leibe gefressen, und nebenbei wird es Ihnen gelungen sein, die unterschwelligen Ängste der Patient*innen noch zu verstärken. Die Lösung ist hier sicherzustellen, dass Ihre Grenzen klar und konstant sind. Unabhängig davon, ob es sich um Unpünktlichkeit, auch in Sachen Bezahlung, oder unangemessenes Verhalten handelt, wird jeder Ausrutscher Ihr Praxisleben erheblich erschweren. Ihre Behandlung wird folglich umso unwirksamer. In unserem Verhalten gegenüber Patient*innen, die diese Art der Verletzung aufweisen, ist es ein wirksamer Weg, unangreifbar zu sein, um Heilung in die Beziehung zu bringen.

Mangelnde Bewusstheit kann sich auch auf andere Bereiche der Behandlung übertragen. Unser Narzissmus und unsere ungesunde Selbstbezogenheit müssen außerhalb unserer Praxis bleiben. Diese Verwundung ist die innere Version des Patienten ohne Grenzen. Häufige Anzeichen dieser Verwundung können unverhältnismäßige Offenherzigkeit und Redseligkeit oder übertriebene Empathie sein, was die Aufmerksamkeit auf uns selbst lenkt. Es gibt aber auch den weniger offensichtlichen Fall, dass man sich zu sehr auf den Prozess der Patient*innen einlässt. Wir können uns über ihre Entscheidungen oder ihr Verhalten aufregen oder ärgern. Wieder möchte ich

betonen, wie wichtig es ist, das Bewusstsein über eine solche innere Erregung unsererseits ernsthaft anzugehen, bevor es den Patient*innen Schaden zufügt. Wir müssen innerlich ausgeglichen und besonnen sein, um solche Klippen zu umschiffen, und ehrlich genug mit uns selbst, um zu wissen, wann wir den Raum für diese Patient*innen nicht halten können. Manchmal bleibt der einzige Ausweg, solche Patient*innen liebevoll zu überweisen oder die Behandlung abzubrechen.

Die Beziehung zwischen Heilpraktiker*in und Patient*in ist keine Freundschaft, sondern eine gesegnete Partnerschaft. Therapeutische Beziehungen außerhalb des Behandlungsraums weiterzuführen kann eine heikle Angelegenheit sein. Abhängig davon, ob die Beziehung platonisch oder romantisch ist, kann das Resultat von einer im besten Fall unausgewogenen Interaktion bis hin zu einer Katastrophe reichen. Es gibt einen sehr guten Grund, warum dieses Thema in allen Schulen für Heilkunde so tabu ist. Die Beziehung begann auf ungleicher Basis, weil die Behandelnden von Anfang an die gesamte Macht auf ihrer Seite hatten. Der asymmetrische Unterstrom eines unausgewogenen Kräfteverhältnisses wird in dieser Beziehung selbstverständlich präsent sein, sobald sie außerhalb des Behandlungsraums weitergeführt wird. Diese Tür zu öffnen ist, als würde man auf einer Autobahn ungebremst und mit voller Geschwindigkeit in einen dichten Nebel rasen: Die Sichtweite liegt vielleicht nur bei ein paar Metern, aber der Fuß ist trotzdem noch immer auf dem Gaspedal. Sie

können so kilometerweit fahren, ohne mit etwas oder jemandem zusammenzustoßen, einfach nur aus purem Glück. Ein anderes Auto, eine Kurve oder ein Reh können jederzeit vor Ihnen auf der Fahrbahn auftauchen, und Sie werden es erst sehen, wenn Sie mit voller Wucht frontal damit zusammenstoßen. Mit genau so einer Situation haben wir es zu tun, wenn wir solche unbewussten Beziehungen eingehen.

Natürlich wird die Art der Heilkunde, die wir anwenden, Einfluss auf das Ausmaß des Schadens haben, der entstehen kann, wenn die sichernden Grenzen in einer Beziehung zwischen Heilpraktiker*in und Patient*in aufgehoben werden. Die emotionale Reife beider Parteien ist dabei ebenfalls ein Faktor. Ich werde es dabei belassen: Beenden Sie die therapeutische Beziehung, wenn es eine Anziehungskraft in Richtung Freundschaft oder romantischer Beziehung gibt, und treten Sie einen Schritt zurück, um die Situation zu untersuchen. Geht es um eine romantische und sexuelle Anziehung, kann die Meinung einer neutralen Partei, wie etwa einer Vorgesetzten oder eines Kollegen, Ihnen helfen, sich im Hinblick auf die Zukunft vor großen Schmerzen zu bewahren. Ich kann es nicht oft genug sagen: Denken Sie immer an die Ungleichheit solcher Beziehungen. Projektion und Übertragung sind reale Lebensenergien, die uns unbewusst blind machen können, selbst diejenigen unter uns, die nur die besten bewussten Absichten haben.

Unter meinen engen Freund*innen sind mehrere, die einst Patient*innen waren; keiner und keine von ihnen

war für psychologische Arbeit unter meiner Obhut, nur für körperliche symptomatische Behandlungen. Sie waren weder Langzeitpatient*innen, noch brauchten sie wöchentliche Sitzungen, und wir sind ungefähr in einem Alter. Sie waren in guter Verfassung, was ihre Psyche angeht, und die meisten befanden sich in einer psychotherapeutischen Behandlung mit ihrem eigenen Therapeuten. Wir waren im Behandlungsraum in einer gleichberechtigten Beziehung. Nichtsdestotrotz musste ich erst lernen, verletzlich zu sein und etwas von meinem eigenen Leben zu teilen, nicht ständig meinen Heilpraktikerhut aufzusetzen und mich darunter zu verstecken, als wir unsere Freundschaft begannen. Es geschah nicht einfach von selbst, aber es half, Menschen gegenüberzutreten, die ausreichend in ihrem eigenen Prozess verwurzelt waren, dass das Gefühl einer ausgewogenen Beziehung unter Gleichen aufkommen konnte. Auf diese Weise werden die Bedürfnisse beider Seiten erfüllt.

Wir alle haben Bedürfnisse, denen wir nachkommen müssen. Es ist sündhaft und verwerflich, unsere Patient*innen dazu zu benutzen, unsere Bedürfnisse im therapeutischen Umfeld zu befriedigen, egal wie subtil oder unbewusst das geschehen mag. Es ist für alle Beteiligten schädlich. Hier geht es nicht um Moral oder ein Urteil, sondern schlicht um jahrelange Beobachtungen und die ethische Grundlage vieler Schulen für Heilkunde. Abgrenzung ist nötig, damit wir diese nebligen Grenzen abstecken und einhalten können.

## 9. Haben Sie Bedürfnisse? Kümmern Sie sich darum!

Wir alle haben Bedürfnisse, egal wie autark wir uns auch geben mögen. Als Erwachsene können wir uns in diesen Ort der Bedürfnisse fallen lassen oder unsere Bedürfnisse unterdrücken und verbergen, als würden sie nicht existieren. Als Heilpraktiker*in können diese Bewältigungsmechanismen problematisch werden, da wir mit der Fürsorge anderer betraut sind. Unsere Wunden müssen nicht vollständig geheilt sein, bevor wir mit der Heilungsarbeit beginnen, da die Heilung dieser Wunden ein lebenslanges Unterfangen ist. Aber zumindest müssen wir uns bewusst sein, wo unsere Verwundung liegt, damit wir diejenigen, die sich in unserer Obhut befinden, nicht verletzen.

Um es noch einmal zusammenzufassen: Menschen in Heilberufen können sich durch einen unbewussten Sog, sich selbst zu heilen, indem sie sich um andere kümmern, von diesem Beruf angezogen fühlen. Das klingt vielleicht nicht sonderlich eingängig, hängt aber mit unserer Kindheitsverletzung zusammen. Eine der Möglichkeiten, wie ein Kind mit einem emotional nicht unterstützenden familiären Umfeld umgeht, ist, eine Art Verhaltens-Stepptanz

aufzuführen, um die Aufmerksamkeit der verantwortlichen Erwachsenen zu erheischen. Die unbewusste Psychologie hinter diesem Verhalten erklärt sich so: Meine Familie kann sich nicht um mich kümmern, daher liegt es in meinem eigenen überlebenswichtigen Interesse, sich um sie zu kümmern, bis sie repariert oder geheilt sind, woraufhin sie sich dann um mich kümmern können. Natürlich ist ein Kind nicht in der Lage, seine Eltern zu heilen, sodass der Teufelskreis, sich zum eigenen Nachteil um andere zu kümmern, als Abwehrmechanismus fest in der Psyche verankert wird.

An diesem Punkt präsentiert sich unsere Verwundung als eine Maske, mit der wir uns untersagen, überhaupt irgendwelche Bedürfnisse zu haben. Dieses häufig auftretende Syndrom des verwundeten Heilers tritt auf, wenn wir uns in unsere Arbeit stürzen und versuchen, uns selbst zu heilen, indem wir andere heilen. Dies wird auf lange Sicht für alle Seiten von Nachteil sein, da wir Selbstfürsorge durch die Fürsorge für andere ersetzen. Mit anderen Worten: Wir sind uns nicht bewusst, dass wir uns direkt um unsere eigenen Bedürfnisse kümmern müssen.

Wir müssen uns der Tatsache bewusst sein, dass wir Menschen sind und daher nur einen endlichen Energievorrat haben. Es ist hilfreich, regelmäßig zu uns selbst zurückzukommen, um zu wissen, wie wir uns fühlen, und um die ersten Anzeichen von Überlastung zu erkennen und wie sie sich manifestieren. Es ist entscheidend, eine Heilungsmethode zu haben, mit der

man sich genauso um sich selbst wie um andere kümmert. Viele, die in Heilberufen tätig sind, sorgen sich im Vergleich zu dem, wie sie sich um andere kümmern, minimal um sich selbst. Es ist weder tief genug in uns verwurzelt, noch wird es ausreichend unterstützt: Wir können uns am besten um jemand anderen kümmern, wenn für uns selbst gesorgt wird.

Die meisten von uns sind zeitlich und finanziell eingeschränkt, insbesondere am Anfang, wenn wir unsere Praxis gerade noch aufbauen. Es ist hilfreich, sich von Anfang an daran zu gewöhnen, Selbstfürsorge mit einzuplanen. Egal ob es sich um Körperarbeit, Energiearbeit oder psychische Gesundheitsvorsorge handelt, sollten Sie sicherstellen, dass etwas Ihre Reserven wiederauffüllt, während Sie diese an die Fürsorge für Ihre Patient*innen abgeben. Warten Sie nicht, bis Sie auf dem Zahnfleisch gehen, bevor sie sich um sich selbst kümmern. Ständige und regelmäßige Selbstfürsorge zahlt sich sowohl persönlich als auch beruflich exponentiell aus.

Auch Freizeit ist wichtig. Pflegen Sie, was Ihnen Freude, Gelassenheit und neue Kraft bringt. Unterschätzte Werkzeuge in unserem beruflichen Repertoire sind die Leichtigkeit und die Wärme, die wir ehrlich und authentisch ausstrahlen. Wir können über das hervorragendste Fachwissen verfügen, aber das wird sich nicht vollständig auf das Wohlergehen unserer Patient*innen übertragen lassen, wenn uns die Gaben fehlen, die mit der Fürsorge für uns selbst einhergehen.

Menschen spüren ganz natürlich und instinktiv die Energie anderer, und das umso mehr, wenn sie selbst leiden. Es mag vielleicht nicht immer bewusst geschehen, aber es wird immer auffallen. Unabhängig davon, wie breit das Lächeln ist, das wir aufsetzen, wird der Geruch der Erschöpfung, der durch mangelnde Selbstfürsorge entsteht, im Vergleich zu dem Aroma, das durch ein geerdetes Wohlbefinden verursacht wird, unsere klinische Arbeit entweder behindern oder unterstützen.

Ich selbst habe mir diesen Rat immer zu Herzen genommen. Als ich zu Beginn meiner Praxistätigkeit nicht genug Geld hatte, um regelmäßig in den Genuss von Körperarbeit zu kommen, machte ich Tauschgeschäfte mit anderen Heilpraktiker*innen. Jahrzehntelang bestand meine Selbstfürsorge aus einer täglichen Kampfkunst- und Meditationspraxis, wöchentlichen Psychotherapie-Sitzungen, zweiwöchentlichen Massage- und Akupunkturbehandlungen, einer jährlichen Rolfing-Serie mit zehn Sitzungen sowie verschiedenen energetischen Heilbehandlungen. Das mag für manche vielleicht übertrieben wirken, aber angesichts meiner Verwundung und meiner sensitiven Veranlagung ist es wichtig, mich auf diese Weise um mich selbst zu kümmern.

Ich persönlich finde Freude in einem wöchentlichen privaten Kampfkunstkurs, dem Erschaffen von Collagen, darin, mein Motorrad zu reparieren und zu fahren sowie Zeit in der Natur zu verbringen. All das praktiziere ich seit über drei Jahrzehnten und es ist nicht verhandelbar – es steht regelmäßig und fest in meinem

Terminplan. Es hat mich sowohl vor mir selbst gerettet als auch meine Praxisarbeit bereichert. So viel habe ich im Laufe der Jahre gelernt: Wir können uns um unsere eigenen Bedürfnisse kümmern, oder sie werden sich um uns kümmern.

# 10. Rund ums Geld

In Anlehnung an ein Zitat von Abbie Hoffman, dem Vorsitzenden der Youth International Party (oder Yippie), sage ich: Geld ist die Wurzel allen Übels, und wir alle nähren sie.

Dieser Satz hat mich beeindruckt, da er auf eine Spaltung hinweist, die wir in Bezug auf diese finanzielle Energie haben können. Heilpraktiker*innen in einer Privatpraxis neigen dazu, ihre eigene »besondere« Beziehung zu Geld zu haben. Viele tendieren zu ungelösten Problemen im Zusammenhang mit der Bezahlung für die von ihnen bereitgestellte Heilpraxis. Das reicht von einem tiefen Gefühl von Schuld und Unbehagen (häufig) bis zu einem verrückten Anspruchsgefühl und übertriebener Preisgestaltung (selten).

Nach meiner Erfahrung als Lehrer und Heilpraktiker hatten viele derjenigen, die keine Probleme mit der Bezahlung für ihre Dienste hatten, normalerweise beruflich bereits Erfahrung in der Geschäftswelt gemacht, bevor sie Heilpraktiker*in wurden. Ich behandle viele Patient*innen aus der Geschäftswelt, und es kommt oft vor, dass sie irritiert sind, wie unberechenbar Geldangelegenheiten in der Heilpraxis oder auch in der spirituel-

len Welt gehandhabt werden. Aber es gibt Gründe für diese Unstimmigkeiten.

Viele von uns haben in Sachen Geld ein grundsätzliches Problem mit Scham und mangelndem Selbstwert. Dies wird durch einen tief verwurzelten, völlig unbewussten Glauben an den Archetyp des Heilers als »Heiligem ohne eigene Bedürfnisse« noch verstärkt. All diese Probleme können letztendlich und in Kombination dazu führen, dass unsere Klarheit in Bezug auf die Bezahlung für unsere Heilarbeit getrübt wird. Geschäftsleute können nicht verstehen, dass sich die Berechnung für die Heilarbeit anders anfühlt als jene für eine andere Dienstleistung oder Ware. Es ist ein kompliziertes Thema und sehr nuancenreich. Es genügt zu sagen, dass unser Unbehagen als Heilpraktiker*innen in Bezug auf Geld die Behandlung beeinflusst – sowohl die Qualität als auch die Erfahrung der Patient*innen.

Jahrzehntelang hatte ich mit persönlichen Problemen im Zusammenhang mit meinem Honorar zu kämpfen. Ich komme aus einer Beamtenfamilie, in der man sich in Bezug auf Geldangelegenheiten weder wohlfühlte noch gut informiert war. Die Sorge um meine Finanzen und die Unsicherheit in Bezug darauf, was ich für meine Dienste berechnen sollte und durfte, führte zu viel Unbehagen, Burn-out und Ressentiments, ohne dass ich wusste, wie man die Situation lösen könnte. Ich begann meine berufliche Laufbahn in Krankenhäusern und klinischen Einrichtungen, in denen ich ein festes Gehalt erhielt. Ich erschien zur Arbeit, übte meinen Beruf aus

und nahm dafür eine feste Summe mit nach Hause. Als ich nach vielen Jahren in einem Angestelltenverhältnis meine Privatpraxis gründete, war das eine nervenaufreibende und erkenntnisreiche Erfahrung. Damals gab es keine Ratgeber, Coaches oder Unterrichtsklassen, die als Leitfaden für eine eigene Gebührenordnung hätten dienen können. Also habe ich in dieser Beziehung anfangs eher aus der Hüfte geschossen – mit alles anderen als guten Ergebnissen. Es dauerte viele Jahre, um ein finanzielles Gleichgewicht zu finden, sodass meine Grundkosten abgedeckt waren, meine Arbeitszeit vergütet wurde und es sich sowohl für mich als auch für meine Patient*innen fair anfühlte.

Selbst nach vielen Jahren Therapie hatte ich immer noch Probleme mit diesem Thema. Es war schwierig für mich, das, was mir wichtig und wertvoll war, als Geschäft zu betrachten. Menschen, die irgendeine Kunstform ohne betriebswirtschaftlichen Hintergrund praktizieren, neigen zu diesem Problem. Es ist allerdings nicht einfach, ohne dieses Puzzleteil eine professionelle Praxis zu betreiben, insbesondere wenn man in einer Stadt mit hohen Lebenshaltungskosten wohnt. Ich hatte das Glück, einige erfolgreiche Geschäftsleute in meinem Umfeld zu haben, die mir bei meinen diesbezüglichen Problemen und meiner vorsätzlichen Ignoranz halfen. Aber ich musste mich zuerst an sie wenden und zugeben, dass meine Kompetenz als Heilpraktiker nichts mit meinem geschäftlichen Erfolg zu tun hatte.

Wenn Sie Probleme mit Geld und der Berechnung für Ihre Dienste haben, stellen Sie sich eingangs diese Fragen:

Mögen Sie die Arbeit als Heilpraktiker*in?

Sind Sie gut darin?

Interessieren Sie sich dafür, sich um die Leiden anderer zu kümmern?

Wenn ja, werden Sie dringend benötigt. Wenn Sie sich also um sich selbst kümmern, können Sie weiter in der Fürsorge für andere arbeiten. Und das bedeutet, dass Sie in der Lage sind, sich um die geschäftlichen Seiten Ihrer Praxis zu kümmern. Lassen Sie sich von anderen beraten, die etwas von diesen Angelegenheiten verstehen. Wenn Sie keinen betriebswirtschaftlichen Background haben, empfehle ich Ihnen, mit jemandem zusammenzuarbeiten, der darüber verfügt. Darüber hinaus gibt es inzwischen auch zahlreiche Bücher und Kurse, wie man eine Heilpraxis als Geschäft führt.

Erarbeiten Sie sich im Mindestfall einen ehrlichen Budget-Rahmen:

Arbeiten Sie von zu Hause?

Fühlen Sie sich wohl mit Hausbesuchen?

Werden sie ab jetzt oder weiterhin eine Praxis anmieten?

Planen Sie, irgendwann Ihre eigene Praxis in Ihren eigenen Räumlichkeiten zu betreiben?

Werden Sie Sitzungen über Telefon oder per Video anbieten?

Mit welcher Art von Patient*innen möchten Sie arbeiten?

Wollen Sie Ihre Gebühren je nach Einkommen Ihrer Patient*innen variieren?

Akzeptieren Sie die Abrechnung über Krankenkassen?

Ich habe viele Jahre gebraucht, um meine tatsächlichen Geschäftskosten zu berechnen. Eben nicht nur Miete, Versicherung, eine/n Assistent*in, Büromaterial usw., sondern auch all die Stunden, die wöchentlich für Selbstpflege, Fürsorge und Erholung aufgewendet werden. Was wiederum meine Fähigkeit erhöhte, vollständig präsent zu sein und für diejenigen, die ich behandelte, mein Bestes zu geben. Mangelnde Transparenz in Bezug auf Finanzen, ein ausgebrannter Märtyrer zu sein oder überhöhte Gebühren zu berechnen helfen weder Ihnen selbst noch Ihren Patient*innen. Wenn Sie

sich selbst Klarheit darüber verschaffen, wenn nötig mithilfe außenstehender Expert*innen, wird dies die Heilungsmethode, die Sie anbieten, nur verbessern.

Wenn Sie Probleme mit Ihrem Selbstwertgefühl haben, gehen Sie diese an, da dies häufig zu Problemen in Geldangelegenheiten führt. Das kann sich in allen möglichen Arten von Unsicherheiten und Unbehagen manifestieren in Bezug darauf, wie Sie Ihre Dienste berechnen und wie viel Sie dafür berechnen. Ich würde dringend eine Psychotherapie empfehlen, um diese Verwundung zu heilen. Die Unfähigkeit, uns um unsere Bedürfnisse zu kümmern oder unsere Gier nach Geld zu bekämpfen, hat ihre Wurzeln in psychologischen Problemen und neurotischen Impulsen. Geld ist hier nicht das Problem; unsere Neurose ist es. Ich behandle Menschen, die komfortabel von dem leben, was die meisten als ein bescheidenes Einkommen betrachten würden. Ich behandle auch Menschen, die Hunderte Millionen Dollar besitzen und die trotzdem eine große Angst in Bezug auf Geld umtreibt. Wo finden Sie sich in diesem Spektrum in Bezug auf Ihr Wohlgefühl oder Ihre Neurose rund um Geld?

Wir müssen nicht perfekt sein; niemand ist das – es ist ein Ding der Unmöglichkeit. Die Welt hat eine finanzielle Realität, die von unserer geldbesessenen Kultur verzerrt wird. Wenn dazu unsere eigenen blinden Flecken sowie die lokalen, kulturellen Projektionen und die Erwartungen an Heilpraktiker*innen im Allgemeinen kommen, kann das zu zahlreichen Problemen führen.

Sich über unbewusste und ignorierte Themen im Zusammenhang mit Finanzen klar zu werden hilft uns dabei, unseren Teil der Geschäftsbeziehung sauber zu halten.

# 11. Interaktion mit Patient*innen

Kommen wir jetzt zu den Grundlagen der Interaktion mit Patient*innen. Die Probleme der Übertragung und Gegenübertragung im Praxiskontext sind hier für das Verständnis und die Einschätzung von grundlegender Bedeutung. Liegt Ihr Tätigkeitsbereich nicht im Bereich der psychischen Gesundheit, etwa als Sozialarbeiter*in oder Psychotherapeut*in, lohnt es sich, sich mit diesen beiden Konzepten vertraut zu machen. Es gibt Ihnen einen soliden Rahmen, mit dem Sie sich durch Ihr Praxisleben mit seinen potenziellen »schwarzen Löchern« navigieren können. Hier wird es um spezifischere Aspekte des Praxisalltags und bestimmter Situationen dabei gehen.

Die erste Sitzung ist ein guter Moment, um unsere Interaktion mit einem Patienten oder einer Patientin zu erkunden. Denken Sie daran, bei einem Kontakt mit jemandem vorher um Erlaubnis zu bitten. Es ist nicht nur respektvoll, sondern es baut auch auf unbewusster Ebene Vertrauen auf. Als Körpertherapeut bitte ich die Patient*innen immer schon in der ersten Sitzung um Erlaubnis, sie berühren zu dürfen. Ich tue das unabhängig davon, ob ich beabsichtige, ihre Körperhaltung anzupassen, ihnen Bauchatmung beizubringen oder einen Schmerzbereich

abzutasten. Gleiches gilt für das Eintauchen in die Psyche. Wenn wir eine psychologische Information aufnehmen, sei es durch ein Gespräch oder die Beobachtung oder das Abtasten des physischen Körpers, müssen wir sicherstellen, dass die Patient*innen mit an Bord sind und hören, was wir zu sagen haben.

Als Heilpraktiker*innen müssen wir die Patient*innen ihre eigene Reise unternehmen lassen und Rücksicht auf ihre Entscheidungen nehmen. In der Praxis ist es in erster Linie unsere Pflicht, die Entscheidungen der Patient*innen zu spiegeln, damit sie ihre Entscheidungen klar erkennen können – sie nicht zu beurteilen oder zu versuchen, sie zu ändern oder uns einzubilden, dass wir wüssten, was am besten für sie ist. Wir müssen einfach eine sichere reflektierende Oberfläche sein, während wir unser spezielles Handwerk ausüben. Eine Sache, für die wir definitiv nicht da sind, ist, sie zu reparieren. In diese Falle zu tappen kann häufig als Reaktion darauf geschehen, dass wir nicht genügend innere Arbeit an uns selbst geleistet haben. Es hat auf jeden Fall mit dem Gepäck der oder des Behandelnden zu tun, wenn sich bei der Arbeit mit den Patient*innen Beurteilungen oder Angst einschleichen. Menschen haben ihren eigenen Zeitrahmen und ihr eigenes Konzept von Heilung. Das hat nichts mit unseren eigenen Vorlieben oder Abneigungen zu tun. Wir müssen respektieren, wo sich Patient*innen in ihrer Körper-Geist-Seele befinden.

Die Interaktion mit Patient*innen erfordert möglicherweise noch höhere Aufmerksamkeit, wenn jemand für

Körperarbeit zu uns kommt und wir psychologische Probleme bemerken. So häufig es auch vorkommen mag, das unterdrückte Emotionen im Körper gespeichert werden, sind die Patient*innen möglicherweise dennoch nicht bereit oder willens, diesem Zusammenhang nachzugehen. Stellen Sie immer sicher, dass Sie sich der Komfortzone der Patient*innen bewusst sind und sie respektieren. Bitten Sie um ihr Einverständnis, wenn Sie tiefer schürfen wollen, und registrieren sie alle möglichen Hinweise darauf, ob sie bereit oder willens sind, das zu hören, was Sie wahrnehmen.

Es liegt in unserer Natur als Menschen, dass wir uns zu einigen Menschen hingezogen fühlen und wir uns mit anderen schwerer tun. Dies gilt auch dann, wenn wir in einem Heilberuf arbeiten. Der Unterschied besteht darin, dass wir nicht den Luxus unserer persönlichen Vorlieben oder Abneigungen haben, wenn wir auf ganzer Linie praktizieren und wirksam sein wollen. Sich dieses Themas bewusst zu sein ist ein guter Anfang, um ein bewusstes Interaktionsmuster aufzubauen.

Beschäftigen wir uns nun mit einigen häufig vorkommenden Typen von Patient*innen, denen wir in einer Praxisumgebung begegnen können.

Die »einfachen und unbeschwerten« Patient*innen erfordern ebenso viel bewusste Intention wie »schwierige« Patient*innen. Manchmal sogar noch mehr, da wir mit jemandem, der uns weniger beansprucht, leicht in unseren professionellen Autopilot wechseln können. Je freundschaftlicher wir uns einem Patienten oder einer

Patientin gegenüber fühlen, desto größer ist die Gefahr, dass uns Fehler unterlaufen. »Übermäßig freundliche« Patient*innen, denen Grenzen fehlen, verlangen von uns eine besonders bewusste Aufmerksamkeit, um sie bestmöglich zu versorgen. Wir müssen erkennen, dass übermäßige Freundlichkeit ein Abwehrmechanismus sein kann, der aus Schmerzen entstanden ist. Patient*innen, die ihre emotionalen Verwundungen maskieren, indem sie übermäßig umgänglich sind, können dies nutzen, um andere Menschen in Schach zu halten und sie daran hindern zu erkennen, was wirklich unter der Oberfläche vor sich geht. Unsere Patient*innen sind nicht unsere Freunde; übermäßig freundschaftlich zu sein kann unsere professionelle Wahrnehmung trüben. Wenn wir diese Tatsache außer Acht lassen, können wir weniger wachsam und dadurch wiederum weniger effektiv sein. Außerdem kann dieses Verhalten dazu führen, dass wir in unserer Fähigkeit, aufrichtig mit den Patient*innen umzugehen, beschnitten werden, da es uns möglicherweise mehr darum geht, freundlich zu sein als ehrlich.

»Schwierige« Patient*innen bringen ihre ganz eigenen Herausforderungen mit sich. Ihre problematischen Persönlichkeitsmerkmale können aus ihrem eigenen Leiden oder frühkindlichen Verwundungen stammen. Sie können sich als Narzissmus, übertriebene Anspruchshaltung oder tiefer Widerstand gegen die Behandlung manifestieren. Wir müssen wachsam bleiben, darauf nicht zu reagieren – im Extremfall keine leichte Auf-

gabe, aber wenn wir unsere Mitte verlieren, tut das keinem der Beteiligten gut. Dieser Typus von Patient*innen erfordert unsere Fähigkeiten in Hinsicht auf Grenzen, Geduld, Mitgefühl und Selbstreflexion. Durch erhöhtes Bewusstsein können wir lernen, diese Eigenschaften zu verfeinern, auch wenn sie uns nicht von Natur aus gegeben sind. Denken Sie immer daran: Im Behandlungsraum ist, wie auch sonst in der Welt, nichts persönlich. Je mehr Sie sich mit dieser Wahrheit verbinden können, desto kompetenter können Sie Menschen mit diesen spezifischen Wunden Heilung bieten.

Seien Sie ehrlich mit dem, was Sie handhaben können. Sie werden Patient*innen haben, die offensichtlich aggressiv oder völlig resistent gegen die Behandlung sind – Sie müssen den Elefanten im Raum nicht ignorieren. Machen Sie sich einfach so nachgiebig, wie es Ihnen als Mensch möglich ist, und fragen Sie sie, warum sie zu Ihnen kommen.

Was erwarten oder wollen sie von der Zusammenarbeit mit Ihnen?

Wie gut können Sie ihr Verhalten tolerieren?

Wie viele Sitzungen lang können Sie cool bleiben?

Welchen Anteil haben Sie selbst, wenn überhaupt, daran, dass sich diese Art von Verhalten zeigt?

Achten Sie darauf, was für Sie handhabbar ist, und seien Sie ehrlich, wenn Sie sich getriggert fühlen. Manchmal ist es wichtiger, unsere Grenzen als unsere Stärken zu kennen.

Umgekehrt gibt es auch Probleme, auf die wir als Heilpraktiker*innen achten müssen. Eine der irritierendsten Situationen für Patient*innen ist, wenn Behandelnde ununterbrochen reden oder zu viel von sich selbst mitteilen. Es ist auch eine der häufigsten Beschwerden, die ich von Patient*innen über andere Heilpraktiker*innen höre. Das kann bei jeder Art von Heilungsarbeit auftreten, scheint aber eine Achillesferse von Körper- und Energiearbeiter*innen zu sein. Die Tatsache, dass Patient*innen enorm verletzlich sind, während sie still auf einem Behandlungstisch liegen, scheint einigen Heilpraktiker*innen zu entgehen. Egal wie großartig Ihre Hände sind, Sie können die Erfahrung durch zu viel Gerede ruinieren. Die meisten Menschen fühlen sich mit Stille unwohl und haben das Bedürfnis, ständig zu kommunizieren. Schweigen ist Gold – es ermöglicht es den Patient*innen, die Informationen, die wir ihnen über unsere Hände vermitteln, zu verinnerlichen. Wir sind da sowohl Erzieher*innen als auch Heilpraktiker*innen. Jemandem beizubringen, sich mit Stille wohlzufühlen, ist ein mächtiges Werkzeug. Aber natürlich müssen wir da zuerst mit uns selbst im Reinen sein.

Eng mit diesem Thema verknüpft ist das Problem, dass Sie Ihren Patient*innen zu viel von Ihrem eigenen Leben preisgeben. Dieser besondere Fauxpas kann

allen Heilpraktiker*innen passieren. Eine gute Faustregel ist, sparsam mit Informationen umzugehen – nur dann etwas von sich mitzuteilen, wenn es einen direkten Bezug zu dem jeweiligen Thema hat. Ich persönlich nutze meine bisherigen Erfahrungen als Lehrstücke. Viele Praktizierende teilen überhaupt nichts von sich selbst mit. Abgesehen davon teile ich sehr wenig aus meinem Privatleben mit. Außer dass es geradezu die Atemluft aus dem Raum saugt und die Patient*innen nervt, ermöglicht diese übermäßige Mitteilsamkeit es den Patient*innen, sich zu verstecken. Die kostbare Zeit, die wir im Behandlungsraum haben, muss bewusst genutzt werden, indem wir unsere Aufmerksamkeit auf die Patient*innen statt auf uns selbst richten.

Die Patient*innen sagen Ihnen alles, was Sie wissen müssen, wenn Sie sich ruhig verhalten und aufmerksam sind. Alles, was eine Patientin oder ein Patient tut oder sagt, können Informationen sein, die für die Behandlung verwendet werden können, um sie oder ihn zu unterstützen. Aber wir müssen innerlich die Ruhe bewahren, um diese Gaben zu beobachten.

Patient*innen, die jedes Mal zu früh kommen, verraten damit ihre Angst.

Diejenigen, die jedes Mal zu spät kommen, können damit ihr unorganisiertes Leben oder ihren Widerstand gegen die Behandlung offenbaren.

Patient*innen, die zu allem, was wir sagen, Ja und Amen sagen, zeigen damit, dass sie es allen recht machen wollen.

Patient*innen, die in sich selbst versunken im Sessel liegen oder direkt an der Stuhlkante sitzen, haben ihre ganz eigene emotionale Geschichte, ebenso wie die »super Lauten« oder »schmerzhaft Schüchternen«.

Dies alles sind Anzeichen und Hinweise, die wir nutzen können, um die Patient*innen zu unterstützen. Dazu müssen wir uns selbst aus dem Weg räumen. Das ist keine Kleinigkeit, und um sie zu meistern, müssen wir täglich bewusst und aufmerksam sein. Grundsätzlich sind unsere Aufmerksamkeit und unsere Heilpraxis unmittelbar mit den Patient*innen verbunden, die Tag für Tag vor uns sitzen.

Ein letzter Punkt: Seien Sie sich Ihrer Gedanken gegenüber Ihren Patient*innen sowohl innerhalb als auch außerhalb des Behandlungsraums bewusst. Menschen haben ein Gespür für so etwas, egal wie subtil es auch sein oder auftreten mag. Je dünner der gemeinschaftliche psychische Schleier in unserer Welt wird, desto mehr trifft dies zu. Diskretion als etwas Unantastbares zu respektieren liegt jenseits des Verbalen. Gefühle und Gedanken über die Patient*innen müssen ebenso im Zaum gehalten werden wie das gesprochene Wort. Bleiben Sie aufmerksam und wachsam, wenn es um emotional aufgeladene Themen wie Wut

oder sexuelle Anziehung geht. Als Menschen sind wir alles andere als perfekt, und solche Attraktionen oder Abneigungen werden unweigerlich immer wieder auftreten. Wie wir auf sie reagieren, unterscheidet die Guten von den Großartigen. Unsere eigene innere Arbeit zu leisten gibt uns und denen, die sich in unserer Obhut befinden, ein gewisses Maß an Schutz vor unserer Menschlichkeit und Fehlern.

# 12. Vorsicht vor Widerstand

In der idealen Welt kommen Patient*innen zu uns, die unser Fachwissen schätzen, und sie sind dabei voll bei der Sache und helfen mit bei all unseren Versuchen, ihre Leiden zu lindern. In der realen Welt liegen die Dinge oft nicht so einfach.

Manchmal haben Patient*innen die Klarheit und Bereitschaft, sich voll und ganz auf ihre Heilung einzulassen, aber oft eben auch nicht. Um die Sache weiter zu verkomplizieren, sind sie sich selbst der unbewussten Spaltung in Bezug auf ihre Heilungsabsicht nicht bewusst. Alle vorherigen Kapitel helfen Ihnen dabei, Grenzen zu ziehen, damit Sie für sich selbst Klarheit haben und nicht auch noch zu dieser Verwirrung beitragen.

Der bewusste Anteil in den Patient*innen, die zu Ihnen in die Praxis gekommen sind, steht einem unbewussten Teil gegenüber, der sich gegen die Behandlung sträubt. Das Ausmaß des Widerstands variiert von Person zu Person aufgrund ihrer jeweiligen emotionalen Verwundung, aber vorhanden ist er bei jeder und jedem.

So widersprüchlich es auch klingen mag: In unser aller Leben gibt es Bereiche, in denen wir bewusst das

Gefühl haben, Ja zu sagen, sich aber ein unbewusster Teil von uns über die Aufrechterhaltung des Status quo freut. In Sachen Heilung ist das nicht anders. Unser unbewusstes Festhalten an Leid oder an dem Widerstand gegen gesunde Veränderungen wird in verschiedenen psychologischen Abhandlungen ausführlich beschrieben und würde hier den Rahmen sprengen. Sie können sich sicher sein, dass Sie immer wieder mit dieser Form des »negativen Vergnügens« konfrontiert werden, wenn Sie nur lange genug praktizieren. Bei einigen ist diese Verwundung verschwindend gering, bei anderen gigantisch. Als Heilpraktiker*in ist es wichtig, die Fähigkeit zu entwickeln, zwischen subtilem und heftigem Widerstand zu unterscheiden. Auf diese Weise können Sie die Person in Ihrer Obhut am besten leiten. Und es hilft auch bei der Entscheidung, wie tief oder oberflächlich Ihre Heilbehandlung sein sollte, um die Patient*innen und ihren Widerstand nicht zu überwältigen.

Der Widerstand von Patient*innen kann unterschiedliche Formen annehmen. Darunter findet normalerweise ein unbewusster Machtkampf statt: zwischen dem Bewusstsein, das Heilung sucht, und dem Unbewussten, das sich nicht ändern will. Wir müssen Verständnis und Mitgefühl dafür aufbringen, dass der Grad des Widerstands der Patient*innen in unmittelbarem Verhältnis zu ihren Verletzung steht. Gleichzeitig müssen wir eine ehrliche Bestandsaufnahme machen, inwiefern sie bereit sind, sich dieser Verwundung zu stellen. Es muss genug Antrieb in ihrer Psyche vorhan-

den sein, um voranzukommen – andernfalls sind wir auf verlorenem Posten.

Halten Sie Ihre Liste mit empfehlenswerten Kolleg*innen für den Moment bereit, an dem sie das Gefühl haben, gegen eine Wand zu laufen. Die Überweisung von Patient*innen kann für unerfahrene Heilpraktiker*innen, die noch dabei sind, sich ihre Klientel aufzubauen, schwierig sein. Denken Sie jedoch immer daran, dass Ihre Praxis wachsen und gedeihen wird – solange Sie ehrlich sind, Ihre eigene innere Arbeit leisten und sich Ihrem eigenen Widerstand stellen.

Sehen wir uns nun an, wie sich Widerstände im Praxisalltag manifestieren können.

Eine häufige Form des Widerstands, sozusagen der Standard, sind wiederholt versäumte Termine oder durchgehend unpünktliche Patient*innen. In solchen Fällen ist es hilfreich zu eruieren, ob sich der oder die Patient*in in allen Lebensbereichen so verhält oder ob dies nur bei Ihnen vorkommt. Dieses Verhalten direkt bei den Patient*innen anzusprechen ist sowohl ein therapeutisches Instrument als auch eine Gelegenheit, das volle Ausmaß des Widerstands zu erkennen. So ein Verhalten dagegen kontinuierlich durchgehen zu lassen, ohne die Patient*innen damit zu konfrontieren, nennt man im Buddhismus »idiotisches Mitgefühl«. Meine persönliche Toleranzschwelle für diese Verhaltensmuster ist sehr gering. Ich selbst komme aus Respekt vor der Lebenszeit meiner Mitmenschen nie zu spät zu meinen Terminen und erwarte im Gegenzug dasselbe.

Wenn die Patient*innen nicht bereit sind, dieses Thema anzusprechen, stecken dahinter meiner Erfahrung nach normalerweise andere Probleme. Diese Angelegenheit ist nicht eindeutig, aber sie kann sehr aussagekräftig in Bezug auf die Patient*innen sein.

Das Thema Bezahlung ist ein weiterer Bereich, der unbewussten Widerstand ans Licht bringen kann. Viele Menschen haben echte Angst vor Geldnot. Für einige kann diese Angst von einer tatsächlichen finanziellen Notlage herrühren, für andere ist sie rein psychologischer Natur. Vor diesem Hintergrund müssen wir ein Auge haben auf die Patient*innen, die ihre Rechnungen ständig zu spät oder gar nicht bezahlen. Unsere Aufgabe ist es, unsere Grenzen und Erwartungen in Bezug auf die Bezahlung klar zu definieren, und das am besten schon vor dem ersten Termin. Ich meine damit nicht, dass man durchdrehen sollte, nur weil eine Patientin einmal ihr Portemonnaie vergessen hat. Das wäre Ihr Problem. Aber immer wiederkehrendes derartiges Verhalten, das Ihre gegenseitige Vereinbarung untergräbt, muss untersucht werden.

Die Behandlung von Patient*innen bezieht sich nicht nur darauf, was in der Praxis geschieht. Sie beginnt damit, dass sie einen Termin vereinbaren, wie sie bei Ihnen auftauchen und sich verhalten (inklusive der Bezahlung) und reicht bis zu dem Moment, in dem sie die Praxis wieder verlassen. Indem wir uns an unsere eigenen Grenzen halten, helfen wir den Patient*innen unbewusst, sich sicher zu fühlen.

Einige Patient*innen versuchen unbewusst, die Kräftedynamik wegen fehlender Grenzen zu verändern. Dieses Verhalten kann sich in übermäßiger Neugier in Bezug auf Ihr Privatleben, einen Kontaktmissbrauch durch zu viele E-Mails oder Telefonanrufe, verbale Aggression usw. manifestieren. So harmlos diese Verhaltensweisen auch sein mögen, sie können auch auf den Widerstand und die Angst der Patient*innen hinweisen. Diese Dinge sind niemals persönlich, und selbst wenn Sie ihnen in die Falle gehen, befreien Sie sich, indem Sie Ihre Grenzen wiederherstellen. Nehmen Sie diese Verhaltensweisen ernst und sprechen Sie sie so schnell wie möglich an.

Gelegentlich kann es passieren, dass Sie einen Vorschlag machen, ein Mittel empfehlen oder eine Übung, die Ihrer Meinung nach für die Patient*innen von Vorteil wären, und diese sich weigern, Ihren Rat zu befolgen. Sie müssen damit umgehen können und so etwas nicht persönlich nehmen. Seien Sie gleichzeitig ehrlich damit, wie weit Sie einen Patienten oder eine Patientin bringen können – es ist eine symbiotische Beziehung, und es gehören immer zwei dazu. Auch hier ist es unsere Aufgabe, ein klares Gefäß zu sein und gleichzeitig Platz für den Widerstand der Patient*innen zu schaffen. Wir müssen jedoch unterscheiden zwischen Widerstand, der aufgearbeitet werden kann, und dem, der so hart und unflexibel wie eine Wand ist. Wenn wir auf tiefen Widerstand stoßen, müssen wir ihn mit größtem Mitgefühl angehen und uns mit der Patientin

oder dem Patienten zusammensetzen, um die nächsten Schritte zu besprechen. Diese Art von Klarheit und Ehrlichkeit ist eine der profundesten Hilfen, die wir anbieten können.

Im ersten Jahrzehnt meiner Praxistätigkeit habe ich meine Energie im Behandlungsraum vollends aufgebraucht. Ich war mir nicht vollends bewusst darüber, wie stark Widerstand die Heilung behindert. Ich konnte spüren, wenn etwas nicht stimmte, aber ich war mir nicht ganz klar darüber, dass Heilung auf Gegenseitigkeit beruht. Erst wenn sowohl ich als auch die Patient*innen bei der Sache waren, wurden die Schmerzen geheilt und eine gewisse Gelassenheit stellte sich ein.

Es dauerte weitere fünf Jahre, bis ich meine Fürsorge-Probleme so weit bearbeitet hatte, dass ich mir die folgende Intention setzen konnte: »Ich möchte nur mit Menschen zusammenarbeiten, die bereit dafür und klar darin sind, voll in den Heilungsprozess einzutauchen.« Dies bedeutet nicht, dass sie sich ihrer Probleme oder ihres Widerstands vollends bewusst sind; das wird sich zeigen, wenn wir gemeinsam auf den Pfad der Heilung gehen. Es bedeutet jedoch, dass ich möchte, dass sie genug Klarheit haben, um mich nicht als Batterie zu benutzen, um ein Leben weiter voranzutreiben, das ihnen Schmerzen und Leid bereitet, und dass sie nicht erwarten, dass ich sie trage.

Regelmäßig frage ich Patient*innen, wie weit und wie tief sie gehen wollen:

Falls ihr Schmerz nicht nur körperlicher Natur ist, wollen sie dann vorübergehende Erleichterung oder tiefer in das eintauchen, was emotional dazu beitragen könnte?

Ist ihre Depression nur eine chemisch-genetische Abweichung oder spielen andere Dinge eine Rolle?

Ist ihr Suchtverhalten nur eine schädliche Angewohnheit, ein Versuch, sich zu verstecken, oder ein Bewältigungsmechanismus für andere destruktive Faktoren in ihrem Leben?

Ich löse diese Probleme nicht beim ersten Termin, aber ich bin mir des potenziellen Widerstands der Patient*innen ständig bewusst. Es ist eines der mitfühlendsten Dinge, die ich für mich, die Patient*innen und unsere gemeinsame Arbeit tun kann.

# 13. Insiderwissen

Im Laufe Ihres beruflichen Werdegangs finden Sie mit Sicherheit spezielle Werkzeuge, die das Niveau Ihrer eigenen Heilpraxis verbessern. Bewusste Aufmerksamkeit ist dabei Ihr bester Freund und kann Ihnen dabei helfen, Ihre Stärken und Schwächen zu identifizieren. Auf diese Weise können Sie lernen, mit welchen Arten von Menschen, Befindlichkeiten oder Problemen Sie gerne arbeiten und welchen Sie am besten aus dem Weg gehen. Ehrliche Selbstreflexion kann Ihnen bei dieser Unterscheidung sehr hilfreich sein.

Hier sind einige meiner täglichen Praktiken, die vielleicht auch für Sie nützlich sein können:

> Ich komme jeden Tag früh in meine Praxis. Ich setze mich in mein Wartezimmer und bereite mich mit einer Achtsamkeits-Meditation auf den Tag vor. Ich lasse die Außenwelt hinter mir und erde mich im gegenwärtigen Moment sowie vollständig im physischen Raum meiner Behandlungsräume. Ich komme vollkommen in die Präsenz in diesem Heilungsraum.

> Anschließend »segne« ich den Raum, ein besseres Wort finde ich dafür nicht. Dies bedeutet, dass ich eine bewusste Beziehung mit dem Ort und den Räumlichkeiten eingehe, in denen mein Arbeitstag als Heiler stattfinden wird.
>
> Mittels meines Geistes entferne ich alle noch festhängenden Energien früherer Heilsitzungen. Eine Möglichkeit, dies zu tun, besteht darin, dass ich einen Vorhang aus Licht visualisiere, der sich von einer Wand zur anderen und von der Decke zum Fußboden erstreckt, beginnend an der Eingangstür zu meiner Praxis. Diesen Vorhang ziehe ich im Geiste quer durch die Praxis, durch den Wartebereich und in die Behandlungsräume. Das tue ich so oft, bis ich das Gefühl habe, dass der Raum frei ist.
>
> Dann benutze ich meine tibetischen Tingsha-Glocken und läute sie an jeder Ecke jedes Raumes. Ich mache das, bis ich das Gefühl habe, dass der Raum aufgeladen ist.

Diese luftig klingenden Worte mögen für Sie seltsam klingen, aber fragen Sie sich manchmal, warum einige Räume einladend sind und andere unbequem wirken? Der physische Raum kann genau wie Menschen auch verunreinigt oder verbraucht werden. Leid, sei es geistig oder körperlich, ist eine schwerwiegende Angelegenheit – nicht nur emotional –, es hinterlässt auch eine

tatsächlich spürbare energetische Ladung. Eine bewusste Intention, die Teil vieler heilender und spiritueller Traditionen ist, wird benutzt, um diesen Zustand zu beheben. Das Ergebnis solcher Praktiken ist, dass sich Patient*innen, die den Raum betreten, sofort entspannt und wohlfühlen.

Als Nächstes setze ich mich hin und gehe die Namen aller Patient*innen durch, die ich an diesem Tag behandeln werde. Ich bleibe bei jedem Namen präsent. Manchmal sehe ich ein Bild oder bekomme einen Einblick in das, was eine Patientin oder ein Patient an diesem Tag möglicherweise braucht. Es mag für mich zu diesem Zeitpunkt nicht immer Sinn ergeben, aber sobald ich mit der jeweiligen Person zusammen bin, fügen sich die Informationen zusammen.

Während ich mit einer/m der Patient*innen zusammensitze, bin ich in meinem Körper geerdet. Ich gebe mein Bestes, um meinen Geist voll präsent zu halten und die Gedanken in meinem Kopf nicht abschweifen zu lassen. Ich lade meine Patient*innen ein, dasselbe zu tun, besonders wenn sie selbst mental überall und nirgends sind. Als nachahmenswertes Hilfsmittel bringe ich allen meinen Patient*innen schon in ihrer ersten Sitzung Zwerchfellatmung und geerdete Aufmerksamkeit bei.

Ich bleibe vollständig präsent bei den Patient*innen, bis sie meine Praxis verlassen, und entlasse sie dann bewusst aus meinen Gedanken. Auf diese Weise bin ich bereit für meine nächste Patientin bzw. meinen nächsten Patienten, ohne die Probleme der vorherigen Patient*innen weiter in mir zu tragen.

Am Ende jeder Sitzung wasche ich meine Hände, während ich meine Füße auf dem Boden spüre, mit der Intention, die Energie der Patientin oder des Patienten aus meinem System zu entfernen.

Am Ende meines Arbeitstages reinige ich den Raum mit meinen tibetischen Tingsha-Glocken sowie mit brennendem Salbei oder einem Raumspray mit Kräutern wie etwa Weihrauch. Ich mache das so lange, bis sich der Raum klar und hell anfühlt.

Anschließend sitze ich mit den Namen aller Menschen, die ich an diesem Tag behandelt habe. Ich segne jeden und jede von ihnen und lege sie dann in die Hände der wohlwollenden unsichtbaren Kräfte. Ich trenne ihre Energien bewusst von meiner eigenen begrenzten Form und erinnere sie mental an ihre eigene absolute Natur.

Ich beende diesen Prozess, wenn ich abends bade und meinen Körper vollständig von verbleibenden, verirrten Energien befreie, die ich möglicherweise

während der Sitzungen aufgenommen habe. Diejenigen unter Ihnen, die sehr empathisch sind, müssen hier besonders aufpassen: Nur weil bestimmte Dinge nicht sichtbar sind, heißt es nicht, dass sie nicht real sind.

Am Ende einer jeden Woche wiederhole ich die Praxis, die Namen aller Personen, die ich in dieser Woche behandelt habe, durchzugehen und sie erneut zu segnen, zu klären und freizugeben. Auch führe ich eine Liste mit Namen derjenigen, die schwer krank sind oder schwer leiden. Am Ende meiner eigenen Meditationspraxis wiederhole ich mental ihre Namen, um ihnen eine zusätzliche Dosis Heilung zu senden.

Diese einfachen Übungen haben mir gute Dienste geleistet. Ich bin sicher, dass Sie Ihre eigenen Techniken und Gewohnheiten entwickeln werden, wenn Sie Ihre Praxis vertiefen. Denken Sie immer daran, dass die Heilung vor Ihren Sitzungen beginnt und anschließend weitergeht. Wenn Sie sich dieses Energieverlaufs bewusst sind, wird die von Ihnen angebotene Heilung verbessert – sowohl Sie selbst als auch Ihre Patient*innen werden von diesem Bewusstsein enorm profitieren.

# Epilog

Zu lernen, in einem Heilberuf wirkungsvoll zu sein, ist, wie alle anderen Pfade auch, ein Prozess und kein Ereignis. Es kann ein ganzes Jahrzehnt dauern, bis Sie darin kompetent sind, egal wie begabt Sie auch sein mögen. Es wird Höhen und Tiefen geben. Es wird Tage geben, an denen Sie sich wie ein Held oder eine Heldin fühlen, und Tage, an denen Sie sich wie ein Niemand vorkommen. Lassen Sie sich nicht von dem einen begeistern oder von dem anderen runterziehen. Wie alles andere auch wird es einige Zeit dauern, bis Sie Ihr Handwerk vollständig beherrschen.

Halten Sie Ihren Geist und Ihr Herz in der Balance, während Sie beide offenhalten. Und halten Sie Ihr Ego in Schach. Sie und Ihre Patient*innen tanzen miteinander – ihrer beider Klärungsprozess ist eng miteinander verflochten. Sie befinden sich in einer spirituellen Beziehung, in der Sie so viel erhalten, wie Sie geben. Sie können helfen, Ihre Patient*innen aufzuwecken, während Sie selbst erwachen. Je weniger von Ihrem »Ich« sich im Behandlungsraum befindet, desto wirksamer ist die Heilung. Lassen Sie sich nicht von Dankesworten verführen, aber andererseits auch nicht niederschmettern, wenn die Dinge nicht wie beabsichtigt verlaufen. Begegnen Sie jedem Tag mit all der Liebe und Weichheit, die Sie aufbringen können.

Achten Sie auf Ihre blinden Flecken; wir alle haben sie. Mangelndes Bewusstsein ist nicht die Art von Luxus, die wir uns als Heilpraktiker*innen leisten können.

Jemand anderen von einem bewussten und stabilen Ort aus zu umsorgen erfordert unsererseits ständiges Bewusstsein und Anstrengung und ist eine der befriedigendsten Erfahrungen auf dieser Erde. Zu dienen ist ein kraftvoller Weg zur Selbsterinnerung, aber sobald wir unbewusst agieren, kann es auch zu einem holprigen Weg zur Selbstvergessenheit werden. Wir alle sind auf unvollkommene Art und Weise vollkommen. Wenn wir dieser Wahrheit ins Auge sehen, können wir unsere Gaben anbieten, ohne uns selbst und anderen Schaden zuzufügen – was natürlich ein und dasselbe ist. Wir sind das, was wir anbieten.

Herzlich willkommen. Es ist ein verdammt toller Job.

# Über den Autor

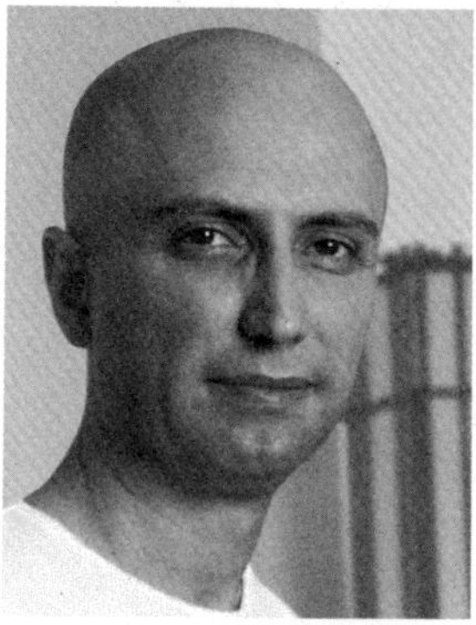

Abdi Assadi, M.S. (Master of Science), arbeitet im fünfunddreißigsten Jahr seiner klinischen Praxis als lizenzierter Akupunkteur, spiritueller Berater und Heilpraktiker. Mit seiner Arbeit konzentriert er sich darauf, seinen Patient*innen zu helfen, ihre Krankheit und Dysfunktion als Tor zu spiritueller Gelassenheit zu nutzen. Durch seine jahrzehntelange Praxis hat er gelernt, dass das Identifizieren und Integrieren des menschlichen Schattens – jener verleugneten oder verdrängten Puzzleteile des Selbst, die so viel Chaos in unserem Leben anrichten – die nachhaltigste Heilung für das bietet, was uns in Körper, Geist und Seele schmerzt. Er hat chinesische, japanische und vietnamesische Akupunktur, körperzentrierte Psychotherapie, äußere und innere Kampfkünste, indigene schamanische Praktiken sowie verschiedene Meditationstechniken studiert. Abdi Assadi glaubt daran, dass wir so ganzheitlich wie möglich in dieser vergänglichen Welt leben sollten.

Um mehr über Abdis Arbeit zu erfahren, gehen Sie auf: www.AbdiAssadi.com

**ABDI ASSADI**

HANDBUCH DER SELBSTFÜRSORGE